· 名医与您面对面 ·

知名专家细说糖尿病

杭建梅/编著

中国盲文出版社

图书在版编目（CIP）数据

知名专家细说糖尿病：大字版/杭建梅编著．－北京：中国盲文出版社，2015.11

ISBN 978－7－5002－6474－3

Ⅰ．①知⋯ Ⅱ．①杭⋯ Ⅲ．①糖尿病－防治

Ⅳ．①R587.1

中国版本图书馆 CIP 数据核字（2015）第 260960 号

知名专家细说糖尿病

著　　者：杭建梅

出版发行：中国盲文出版社

社　　址：北京市西城区太平街甲 6 号

邮政编码：100050

印　　刷：北京汇林印务有限公司

经　　销：新华书店

开　　本：787×1092　1/16

字　　数：150 千

印　　张：15.25

版　　次：2015 年 12 月第 1 版　2016 年 6 月第 2 次印刷

书　　号：ISBN 978－7－5002－6474－3/R・949

定　　价：28.00 元

销售服务热线：（010）83190297　83190289　83190292

前　言

目前全球有 2 亿多患者正遭受着糖尿病的侵袭，其中 40～59 岁的中老年人占 46％，而糖尿病患病人群有向年轻人肆虐蔓延的趋势。国际糖尿病组织在权威杂志上公布的数据显示，未来 20 年内如果不采取有效的防治措施，全世界罹患糖尿病的总人数将突破 3.8 亿。糖尿病正快速发展成为 21 世纪危害人们健康的"瘟疫"，它正偷偷向人们袭来。

中国糖尿病患病率的增长速度非常快，年增长率已达 4％～6％。目前中国有糖尿病患者 4000 多万，以目前的增长趋势，预计到 2025 年，中国的糖尿病患者数量将达到 6000 万。随着中国经济的快速发展和都市化步伐的加快，这个预计都有可能过于保守了。

糖尿病严重危害人类的健康，成为仅次于癌症和心脑血管疾病的威胁人类生命的"第三杀手"。因糖尿病而引发的冠心病、肾病、脑卒中等并发症长期困扰着广大患者，给他们带来了极大的痛苦，45 岁之后的中老年人患糖尿病的概率尤其高。由于糖尿病以高血糖为特征，发病隐匿，往往在不知不觉中发生，而且对身体危害很大，所以称它为悄然袭来的"甜蜜杀手"。

面对肆虐猖獗的糖尿病，我们应保持清醒的认识。即使患了糖尿病也不要害怕，只要树立健康的饮食观念，合理安排自己的生活方式，纠正不良的生活习惯，掌握糖尿病自我防控知识，糖尿病是完全可以预防和控制的。

为了让患者及其家属了解一些糖尿病基础知识，配合医生一起来战胜糖尿病，特编写此书。相信经过大家一起努力，糖尿病患者就一定能战胜病魔，远离糖尿病的危害，健康快乐地生活下去。

目 录

第 1 章　糖尿病基础知识面面观

第2章 糖尿病治疗从预防开始

第3章 糖尿病及其并发症的科学治疗

第4章　重视生活细节，远离糖尿病

第5章　饮食得当，糖尿病吃对不发愁

第 6 章　适当运动，病痛早消除

第 7 章　调整心态，让糖尿病走远

第8章 中医调养，健康随行

第 1 章

糖尿病基础知识面面观

目前我国糖尿病患病率增长的速度非常快，年增长率为 4%～6%，仅次于印度，居世界第二位。糖尿病是一种常见的、终身性的内分泌代谢系统疾病，它本身并不可怕，可怕的是由此而导致的各种并发症，严重危害患者的身心健康。只有了解糖尿病的基础知识，才能更好地防治糖尿病，减轻患者的痛苦。

健康测试

你是不是已经患了糖尿病

糖尿病是一种以血糖升高及全身代谢紊乱为特征的疾病，是威胁人类健康的三大病症之一，仅次于癌症和心脑血管疾病，也是引发冠心病、脑梗死、肾衰竭和白内障乃至失明的重要原因之一。那么，怎样才能知道自己是否患了糖尿病呢？

早期糖尿病一般表现为下列症状，你可以根据自己的身体状况对比一下：

（1）尿频。

（2）易饿，易渴。

（3）肥胖。

（4）不明原因的体重减轻。

（5）视力突然发生变化，如视线不清。

（6）手脚麻木。

（7）伤口不易愈合。

（8）皮肤、口腔或膀胱经常发炎。

（9）疲倦或是有"精力耗尽"的感觉。

（10）呼吸急促。

（11）皮肤干燥、发痒。

（12）头痛。

（13）高血压。

（14）情绪波动大，烦躁不安或抑郁。

测试结果

如果你出现上述症状中的两项或两项以上，最好去医院检查一下，做到早发现、早治疗。

什么是糖尿病

糖尿病是一种什么病呢？顾名思义，糖尿病是一种尿中含有糖分的疾病。尿中为什么会有糖分呢？这还得从人体机体的糖代谢说起。人体机体的一切生理活动，都需要从各种食物中摄取营养，而葡萄糖则是参与人体生理活动最重要的营养物质，也是供应人体能量最基本的物质。当我们摄取食物后，食物中的碳水化合物在肠道中经过消化，转变成葡萄糖，随后葡萄糖在小肠内被吸收进入血液。此外，在人体的机体中有一个被称为"胰腺"的内分泌腺体，它可以分泌产生一种叫做"胰岛素"的物质，这种物质对人体是非常重要的。胰岛素可以帮助血液中的葡萄糖进入到人体的各种细胞里。在细胞中，胰岛素又可以促进葡萄糖进行能量的储备，或者促进葡萄糖进行代谢以释放出能量，供人体所需。如果人体胰岛素水平过低，或者胰岛素不能发挥其生物作用，将会导致血液中的葡萄糖无法被人体利用，使得葡萄糖在血液中蓄积，导致血液中葡萄糖水平升高，产生"高血糖"这一情况；而高血糖则会进一步引起口渴、多尿、视力下降、易疲劳以及其他症状。

健康杀手——糖尿病

随着人们生活水平的不断提高，患糖尿病的人越来越多，而且多发于中老年人。糖尿病已逐渐成为中老年人的健康隐患。

许多糖尿病患者面色红润，看着和健康人没什么不同。事实真是这样吗？其实，糖尿病本身并不危及生命，但由于患者的血糖升高，蛋白质分解增加，机体抵抗力降低，很容易引起病菌感染，严重者可因感染或其他并发症而诱发急性代谢紊乱，引起酮症酸中毒或非酮症高渗性昏迷。因此，有些患者表面看起来很健康，其实其机体处处潜伏着危机。由糖尿病派生出来的疾病有很多，医学上称它们为糖尿病并发症，这些并发症可致死、致残，因此，糖尿病又被称为"健康杀手"。

（1）糖尿病可并发血管病变。血管病变是糖尿病的常见并发症，常波及主动脉、冠状动脉、大脑动脉、肾动脉、足背动脉等中大型血管，引起动脉粥样硬化，因而并发高血压、冠心病、脑血管栓塞、下肢坏疽；对小动脉、微血管而言，也产生增生、变性作用，进一步损伤许多组织，最常见的如肾小球硬化症、糖尿病性心肌病变、视网膜病变等，会造成肾功能不全、尿毒症、心脏衰竭、眼睛失明等。

（2）糖尿病可引起神经变性。因受糖分代谢障碍及供血不足影响，糖尿病会使神经能量供应不足。最常见的是糖尿病性多发性神经炎，若为知觉神经变性，患者会产生"手部戴手套，脚上穿袜子"的错觉；若为自主神经变性，则会发生便秘、腹泻、尿失禁、阳痿、盗汗、瞳孔变化等各种各样的功能障碍。

（3）糖尿病可引起视力变化。糖尿病易诱发白内障，尤其是视网膜病变，甚至会导致眼底出血、失明等。

（4）糖尿病可降低免疫力。因为血液中糖分高，对侵入的细菌来说，营养好，容易生长；对自卫的白细胞来说，活动环境不利，吞噬能力受到抑制，使得患者抵抗力差、易感染。

（5）糖尿病会引起烂脚。不少糖尿病患者因为下肢远端血管和神经病变，血液循环不畅，加上神经功能障碍，一旦皮肤出现破溃，不易愈合，形成老烂脚，即坏疽，最后不得不截肢。外科截肢的患者主要是糖尿病患者。

（6）糖尿病可引发多种感染。因糖尿病而引发的感染有很多，无论是细菌、病毒，还是真菌、原虫等，从里到外、从头到脚，都无孔不入。因此，一旦患上糖尿病，一定要特别小心，保护好自己的身体。

专家提示

年过 40 岁的中老年人每年都应检查一次血糖和尿糖，这有助于发现早期糖尿病。一些有糖尿病家族史或妊娠糖尿病史的人，以及肥胖的、怀疑有糖尿病的人也应定期进行血糖和尿糖检查。

糖尿病"偏爱"的高危人群

医学上将易患糖尿病的人称为糖尿病高危人群，高危人群比普通人患糖尿病的概率要高很多。那么，糖尿病"偏爱"的高危人群有哪几类呢？

（1）肥胖或有肥胖史者。肥胖是糖尿病的诱发因素之一，如果发现自己比以前胖了很多，应注意检查血糖。肥胖者由于摄食过多造成血糖升高，刺激胰岛素分泌，细胞负荷过重，加上脂肪细胞抵抗胰岛素，所以容易患糖尿病。

（2）有糖尿病家族史者。糖尿病的发病除后天原因外，与遗传因素也有关，如果家族中有糖尿病患者，应加强血糖监测。

（3）45 岁以上者。糖尿病的发生率与年龄也有很大关系。45 岁以上人群是糖尿病的高危人群，应开始做糖尿病筛查，每年至少筛查一次。

（4）轻度血糖升高者。轻度血糖升高的人是最危险的人。所谓轻度血糖升高就是空腹血糖超过 100 毫克/分升，或者吃饭 2 小时内血糖达到 200 毫克/分升，这样的人易患糖尿病，因为他们可能已经是糖尿病早期人群。

（5）精神压力大、心理负担重者。糖尿病的发生与人的情绪也有很大的关系，心情愉快的人不易患糖尿病。

（6）具有不良饮食、作息习惯者。生活不规律，常食细粮、高糖、高脂肪、高淀粉、高蛋白、高盐；饮食不均衡、暴饮暴食、劳逸无度、嗜好烟酒的人也易患糖尿病。

（7）患有高血压、高血脂、高黏滞血、心脑血管病者。如果自己患有这几种疾病，最好经常检测血糖，因为这些病常和糖尿病相伴。

（8）孕妇。怀孕女性也是糖尿病的高危人群。那些分娩过巨大胎儿的母亲，或多次流产、早产、羊水过多、死胎、产过畸形儿的女性也易患糖尿病。

（9）易受病毒感染者。如果你经常感冒且难以治愈，免疫能力下降，那么，你患糖尿病的概率要比其他人高。患过肝炎、肝硬化、胰腺炎、结核病、疱疹、水痘、胃肠道疾病、心肌炎、风疹病、腮腺炎、脑炎、皮肤病、肾炎、角膜炎、功能性亢进的内分泌疾病、肢端肥大等疾病的人也是患糖尿病的高危人群。

（10）长期应用化学药物者。那些长期应用化学药物的人，如经常使用皮质醇激素类、减肥药、增高药、抗菌药、避孕药、地塞米松、泼尼松、氢化可的松、利尿剂等化学药品的人也是糖尿病的高危人群。

（11）经常注射葡萄糖史者。这类人群也易患糖尿病。

如果你属于上述人群中的一类，最好定期做血糖检测，防患于未然。

专家提示

血糖检测对于判断人体的糖代谢情况及与糖代谢紊乱相关疾病的诊断意义重大。体检时常用的血糖检测指标有空腹血糖、餐后血糖、糖化血红蛋白等。空腹血糖检测时间很重要，一般检测早晨 6～7 点空腹时血液中葡萄糖的含量。

中老年人易患糖尿病的原因

研究发现，中老年人较青年人更易患糖尿病。随年龄增长患糖尿病者会明显增多，尤其是 50 岁以后，患病率急速上升，因此糖尿病是中老年人的常见病和多发病。

中老年人为什么更易患糖尿病呢？其主要原因有如下几方面：

（1）运动减少。随着年龄的增长，中老年人运动减少，体内作为贮存糖原的肌肉组织减少，而脂肪组织却倾向于增多，可致糖耐量降低。

（2）胰岛素分泌减少。随着年龄的增加，胰腺的组织和功能会有不同程度的退化，如果患者为糖尿病易感，那么这种退化就更易致病。有些老年人胰岛素受体数目减少，以致对胰岛素不敏感，糖耐量趋向降低。研究发现，老年人胰岛素受体数目明显少于中青年。另外还发现用药物刺激胰岛（如甲磺丁药），老年人的胰岛素释放会明显迟钝。

（3）心理及应激因素。中外学者研究表明，精神因素在糖尿病的发生和发展中起一定作用。精神的紧张、情绪的激动及各种应激状态会引起血糖激素的大量分泌，如生长激素、去甲肾上腺素、胰高糖素及肾上腺皮质激素等。中老年人如果长期处于紧张状态，也会引发糖尿病。

专家提示

如果糖尿病患者所承受的精神压力一直居高不下，未获得缓解，其病情会进一步恶化。

糖尿病患者的典型症状及不明显症状

糖尿病患者典型的症状为"三多一少"，即多尿、多饮、多食及消瘦。

（1）多尿。将多尿放在"三多"之首，是因为多尿在"三多"中最为常见，大约 2/3 的糖尿病患者都有多尿的状况。患者尿量增多，每昼夜尿量达 3000～5000 毫升，最高可达 10000 毫升以上。排尿次数也增多，1～2 个小时就要小便 1 次，有的患者甚至每昼夜可达 30 余次。糖尿病患者血糖浓度增高，在体内不能被充分利用，特别是被肾小球滤出而不能完全被肾小管重吸收，以致形成渗透性利尿，出现多尿。血糖越高，排出的尿糖越多，尿量也越多。

（2）多饮。多尿和多饮是因果关系。糖尿病患者由于体内水分丢失过多，发生细胞内脱水，刺激口渴中枢，出现烦渴多饮，饮水量和饮水次数都增多，以此补充水分。排尿越多，饮水也越多，形成正比关系。

（3）多食。由于失糖过多，如每日失糖 500 克以上，身体不能很好地利用糖分，机体处于半饥饿状态，导致能量缺乏，从而引起食欲亢进，食量增加，血糖上升；同时又因高血糖刺激胰岛素分泌，尿糖亦增多，从而形成恶性循环。糖尿病患者总有吃不饱的感觉，有的甚至每天吃五六顿饭，主食达 1~1.5 千克，副食也比正常人明显增多，但还不能满足食欲。

（4）消瘦。由于胰岛素不足，机体不能充分利用葡萄糖，那么只能加速脂肪和蛋白质的分解来补充能量和热量。其结果就是，体内的碳水化合物、脂肪及蛋白质被大量消耗，再加上水分的丢失，糖尿病患者体重减轻，形体消瘦，以致疲乏无力，精神不振。同样，病程时间越长，血糖越高；病情越重，消瘦也就越明显。

除上述典型的"三多一少"症状外，糖尿病患者还有下面这几种不明显症状：

（1）疲乏无力。这是由于血糖不能进入细胞，细胞缺乏能量所致。据报告，2/3 的糖尿病患者有无力的症状，甚至超过消瘦的人数。

（2）易发生感染。由于糖尿病会影响人体的免疫功能，以致人体的抵抗力降低，更容易出现皮肤疖肿和呼吸、泌尿系统的各种炎症，且治疗困难。

（3）皮肤感觉异常。感觉神经障碍导致四肢末梢部位的皮肤感觉异常，如蚁走感、麻木、针刺感、瘙痒，女性外阴瘙痒可为首发症状。

（4）视力障碍。糖尿病可引起眼睛各个部位的并发症，以致出现视力减退、失明等。

（5）性功能障碍。由糖尿病引起的血管、神经系统病变以及心理障碍等，可诱发男性阳痿、女性性冷淡等性功能障碍。

（6）代谢综合征。2 型糖尿病存在胰岛素抵抗、高胰岛素血症的情况，容易先后出现高血压病、高脂血症、肥胖病、冠心病等，这些虽不属于糖尿病本身症状，但常和糖尿病相伴。所以，出现这些情况时，应注意检测血糖是否升高。

由于病情轻重或发病方式不同，所以并不是每个患者都具有这些症状。患者出现身体不适时，应及时去医院就医，不能疏忽大意。

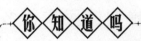

如果你在餐前总是有强烈的饥饿感，若不立即吃点食物，就会浑身冒冷汗，心慌难忍，有时甚至在下班路上就饿得心慌，必须在街上买点吃的才行。这时，你千万不能掉以轻心，一定要去医院检查，从细节处发现有无糖尿病。

你 知 道 吗

糖尿病患者为什么会皮肤瘙痒

皮肤瘙痒是患糖尿病的信号之一，糖尿病患者为何会出现皮肤瘙痒呢？医学专家指出，糖尿病患者皮肤经常瘙痒是因为其周围神经末梢易发炎，致使手足感觉异常，皮肤瘙痒；糖尿病患者的微血管循环较差，其局部细胞的功能也会变差；另外血液中糖分较高，真菌易生长入侵而感染皮肤；此外，糖尿病患者汗液分泌会减少，导致皮肤因过度干燥而瘙痒。

糖尿病类型有多少

按照世界卫生组织（WHO）和国际糖尿病联盟（IDF）的规定，根据病因和临床表现的不同，糖尿病主要分为以下4种类型。

（1）1型糖尿病。又叫胰岛素依赖型糖尿病，可以发生在任何年龄，一般多发生于儿童和青少年，1型糖尿病的确切病因至今仍不清楚。患者起病比较急剧，体内胰岛素绝对不足，容易发生酮症酸中毒，必须用胰岛素治疗才能获得满意疗效，否则将危及生命。

（2）2型糖尿病。又称为非胰岛素依赖型糖尿病，多发生于成年人。起病比较缓慢和隐蔽，不容易发生酮症酸中毒，也不一定要用胰岛素治疗。此类患者占我国糖尿病患者总数的95%以上，目前糖尿病患者总数的急剧增加，主要是此类型患者迅速增多的结果。

（3）妊娠糖尿病。妊娠糖尿病是指女性怀孕期间发生或者发现的糖尿病，是源于细胞的胰岛素抵抗，不过其胰岛素抵抗是由于妊娠期妇女分泌的激素所导致的。妊娠期糖尿病通常在分娩后自愈。

（4）其他特殊类型糖尿病。除了 1 型糖尿病、2 型糖尿病和妊娠糖尿病以外，还包括胰腺疾病造成的糖尿病、内分泌疾病引起的糖尿病、各种遗传疾病伴发的糖尿病以及药物导致的糖尿病等。该类型糖尿病种类繁多，但患病人数远不及 2 型糖尿病的人数。

专家提示

糖尿病是有遗传性的，但遗传的不是糖尿病本身，而是糖尿病的易感性。与 1 型糖尿病相比，2 型糖尿病的遗传倾向更加明显。

糖尿病的病因及诱发因素

到目前为止，糖尿病的病因还没有完全弄清楚，只是找到了一些相关的发病因素。引起糖尿病的病因非常复杂，但可以总结为是由人体内胰岛素绝对（相对）缺乏或胰岛素抵抗而引起的。在 β 细胞产生胰岛素、血液循环系统运送胰岛素以及靶细胞接受胰岛素并发挥生理作用这三个步骤中，如果有任何一个步骤发生问题，均可引起糖尿病。

（1）胰岛 β 细胞水平。由于胰岛素基因突变，β 细胞合成变异胰岛素，或 β 细胞合成的胰岛素原结构发生变化，不能被蛋白酶水解，均可导致 2 型糖尿病的发生。而如果 β 细胞遭到自身免疫反应或化学物质的破坏，细胞数量显著减少，合成胰岛素很少或根本不能合成胰岛素，则会出现 1 型糖尿病。

（2）血液运送水平。血液中抗胰岛素的物质增加可引起糖尿病。这些对抗性物质可以是胰岛素受体抗体，受体与其结合后，不能再与胰岛素结合，因而胰岛素不能发挥生理性作用。激素类物质也可对抗胰岛素的作用，如儿茶酚胺。氢化可的松在血液中的浓度异常升高时，可致血糖升高。

（3）靶细胞水平。受体数量减少或受体与胰岛素亲和力降低以及受体的缺陷，均可引起胰岛素抵抗、代偿性高胰岛素血症，最终使 β 细胞逐渐衰竭，血浆胰岛素水平下降。胰岛素抵抗在 2 型糖尿病的发病机制中占有重要地位。

了解了糖尿病的病因，我们还应了解能诱发糖尿病的因素。研究表明糖尿病的诱发因素主要有：感染、肥胖、体力活动的减少、妊娠和环境因素等。

（1）感染。感染是糖尿病发病的主要诱因之一，病毒感染是 1 型糖尿病的主要诱发因素。在动物研究中发现，许多病毒可引起胰岛炎而致病，包括脑炎病毒、心肌炎病毒、柯萨奇 B_4 病毒等。病毒感染可引起胰岛炎，导致胰岛素分泌不足而诱发糖尿病。另外，病毒感染后还可使潜伏的糖尿病加重而成为显性糖尿病。

（2）肥胖。肥胖是诱发糖尿病的另一主要因素。肥胖时脂肪细胞膜和肌肉细胞膜上胰岛素受体数目减少，对胰岛素的亲和能力降低，体细胞对胰岛素的敏感性下降，导致糖的利用出现障碍，使血糖升高而诱发糖尿病。2 型糖尿病患者大多是肥胖者。

（3）体力活动的减少。如果一个人增加了体力活动，那么，他就可以减轻或防止肥胖，从而增加胰岛素的敏感性，使血糖能被利用而不出现糖尿病；相反，若减少体力活动，就容易导致肥胖，而降低组织细胞对胰岛素的敏感性，导致血糖利用受阻，就会出现糖尿病。

（4）妊娠。目前在妊娠期间患糖尿病的女性越来越多，这主要是因为女性在妊娠期间，雌激素增多。雌激素一方面可以诱发自身免疫力，导致胰岛 β 细胞被破坏；另一方面，雌激素又有对抗胰岛素的作用，因此，多次妊娠可诱发糖尿病。

（5）环境因素。环境因素作为诱因在糖尿病发病中占有非常重要的位置。而能诱发糖尿病的环境因素包括：空气污染、噪声、社会的竞争等，这些因素诱发基因突变，突变基因随着上述因素作用的不断加重和持续时间的增长而越来越多，当突变基因达到一定程度（医学上称之为"阈值"）时即发生糖尿病。

糖尿病的发生是由多种因素共同导致的，了解这些因素对糖尿病的预防和治疗有着积极的意义。

专家提示

2 型糖尿病患者多为中老年人，且年龄越大，患病率越高，这是遗传因素和环境因素长期共同作用的结果。

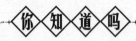

1型与2型糖尿病会相互转化吗

1型与2型糖尿病会不会互相转化呢？这个问题一直是人们所关注的，也是一个难以回答的问题。就目前的观点来看，1型与2型糖尿病不是同一类疾病，它们的病因和病理改变截然不同，两者之间也不会互相转化。1型不会转化为2型，这个问题容易理解和接受，确实没有见过1型糖尿病自动转化为2型糖尿病的。但是2型糖尿病会不会转化为1型糖尿病呢？如果不会的话，为什么许多2型糖尿病患者最后都注射胰岛素了呢？实际上正如1型糖尿病不注射胰岛素也是1型糖尿病一样，2型糖尿病即使注射了胰岛素也还是2型糖尿病。这些患者注射胰岛素是因为随着病程的延长，胰岛功能越来越差，血糖总是控制不好；或者因为并发症逐渐加重，为了保护眼睛和肾脏，他们不得不注射胰岛素。但这些情况并不能说明患者的糖尿病已经从2型转化为1型了，他们不注射胰岛素，只会造成血糖控制不佳，不至于引起糖尿病急性并发症而危及生命。

血糖与血糖指数

所谓血糖是指人体血液中的葡萄糖，它在血液中的含量可通过化学方法来测定。正常人的血糖浓度无论是在空腹还是饭后，都保持相对稳定，变化不大。

血糖的来源主要有三个方面：一是从食物中获得。我们吃进体内的食物都可转化为血糖，因此糖尿病患者应对饮食进行全面控制。二是糖原分解。糖原是人体中糖的仓库，分为肝糖原和肌糖原。其中肌糖原只能供肌肉收缩提供能量，若肌糖原过度分解，人就会变得消瘦。三是脂肪和蛋白质的转化。这一过程是通过一种被称作三羧酸循环的过程实现的。

了解了血糖的来源后，我们再来介绍一下血糖指数。血糖指数是衡量各种食物对血糖可能产生多大影响的指标。其计算方法为：进食食物两小时内，测量血糖水平，在血糖反应线下的面积/进食相等分量的葡萄糖两小时内血糖反应线下的面积（葡萄糖耐量曲线）×100，这个比值就叫做血糖指数。

血糖指数的高低与各种食物的消化、吸收和代谢情况有关，消化、吸收得快，代谢得慢的食物，血糖指数就高。所以，血糖指数可以用于帮助患者选择碳水化合物，对决定各种粮食的摄入量有一定指导意义。

人们在进食含有较多碳水化合物的食物时，由于碳水化合物的种类不同，以及碳水化合物被消化、吸收的差异，引起血糖升高的反应也截然不同。

一般来说，进食血糖指数越高的食物，餐后血糖升高得越快，对糖尿病患者就越不利；反之，进食血糖指数越低的食物，则越适合于糖尿病患者。换句话说就是，糖尿病患者应尽量选择血糖指数偏低的食物品种。

而据研究表明，食物中膳食纤维含量越高，血糖指数就越低，即不易引起血糖升高；膳食纤维含量越低，血糖指数就越高，即容易引起血糖升高。糖尿病患者在选择食品时，应该考虑血糖指数，这对控制血糖非常有帮助，有助于糖尿病患者恢复健康。

专家提示

低血糖是指血液中的葡萄糖含量低于正常水平。葡萄糖是大脑细胞活动的主要能量来源，所以当葡萄糖水平太低时，大脑会首当其冲受到影响，可出现头痛、抑郁等从轻微到重度不等的症状。所以，对于糖尿病患者来说，低血糖比高血糖更危险，一定要注意预防。

糖尿病的诊断及自我诊断

糖尿病诊断包括糖尿病诊断、类型诊断及有无并发症诊断三个方面的内容。

（1）糖尿病诊断。目前我国普遍采用的糖尿病诊断是世界卫生组织（WHO）推荐的标准，并得到了中华医学会糖尿病学会的认同。即对疑似糖尿病患者通常先做空腹血糖及餐后 2 小时血糖的测定，二者均正常者可排除糖尿病；空腹血糖≥7.0 毫摩尔/升或者是餐后 2 小时血糖≥11.1 毫摩尔/升者可诊断为糖尿病；如空腹血糖或餐后 2 小时血糖之一介于正常和糖尿病标准之间，可行 75 克（儿童每千克体重 1.75 克，总量不超过 75 克）口服葡萄糖耐量试验（OGTT）。为尽可能避免假阳性或假阴性结果的出现，可将有无糖尿病典型症状等原因也考虑在内。

如果有糖尿病症状（多尿、多饮、多食、消瘦）且符合以下三条之一者即可诊断为糖尿病：

①随机（一天中任意时间）血浆血糖≥11.1 毫摩尔/升。

②空腹血浆血糖≥7.0 毫摩尔/升。

③口服葡萄糖耐量试验 2 小时血浆血糖≥11.1 毫摩尔/升。

无糖尿病症状者诊断为糖尿病时，应有两次血糖测定结果达到以上标准。

在急性感染、外伤、手术或其他应激情况下，虽测出明显高血糖，亦不能立即诊断为糖尿病，需在应激情况结束后重新检测。

（2）糖尿病类型诊断。诊断出糖尿病后，还应诊断出是哪类糖尿病。

1 型糖尿病的诊断：这类糖尿病患者的胰岛 β 细胞被破坏，导致胰岛素绝对缺乏。一般 18 岁前起病，大多比较消瘦，发病较急，糖尿病症状明显，需要进行胰岛素治疗才能控制病情。患者常出现酮症酸中毒，尿酮体阳性，血胰岛素、

C 肽水平低，甚至测不出，体内胰岛 β 细胞抗体常持续阳性。成人隐匿性自身免疫性糖尿病属于 1 型糖尿病的亚型，其特点为：成人起病时，病情进展缓慢，早期可不依赖胰岛素，发病时多不肥胖，血胰岛素、C 肽水平可偏低，体内胰岛 β 细胞抗体常持续阳性，具有 1 型糖尿病的易感基因。

2 型糖尿病的诊断：这类患者占所有糖尿病患者的 90% 以上，主要表现为胰岛素抵抗为主伴胰岛素分泌不足，或胰岛素分泌不足为主伴胰岛素抵抗。其病因现认为由多基因遗传和环境因素（主要为运动不足和能量相对过剩）共同促发。如种族、家族史、不良生活方式、肥胖（尤其是腹型肥胖）、血脂异常、老年和糖耐量异常是其危险因素，对上述人群应加强血糖监测，必要时应在早期进行干预。

其他特殊类型糖尿病的诊断：包括一系列病因比较明确或继发性的糖尿病，一般是由基因缺陷、其他内分泌疾病、药物及化学品、感染等引起的。

妊娠期糖尿病的诊断：妊娠期间发生或首次发现的糖尿病，筛查时间一般选择在妊娠 24～28 周。对妊娠糖尿病患者应在产后 6 周或更长一段时间重新进行糖耐量试验，大部分患者血糖可能会恢复正常，但在若干时间后发生糖尿病的概率会明显增加。

（3）有无糖尿病并发症的诊断。糖尿病急性并发症主要包括：糖尿病酮症酸中毒、糖尿病高渗性昏迷、乳酸性酸中毒、低血糖昏迷；糖尿病慢性并发症主要包括：大血管病变（如冠心病、高血压病等）、糖尿病肾病、糖尿病视网膜病变、糖尿病神经病变、糖尿病足等。

专家提示

要了解血糖是否升高，应先了解血糖的正常水平。正常成人的血糖水平是：空腹血糖（FBS）为 3.6～6.1 毫摩尔/升（69～109 毫克/分升），餐后 2 小时血糖（2h PBS）为 3.6～7.7毫摩尔/升（65～139 毫克/分升）。

2 型糖尿病的三个阶段

无论是哪一种类型的糖尿病，都不是一下子就患病的，都会有一个发展过程。由于中老年人易患 2 型糖尿病，所以下面我们就介绍一下 2 型糖尿病的自然病程。

2 型糖尿病的自然病程可以分为三个阶段。

第一阶段：高危人群阶段，也称糖尿病早期阶段。高危人群在做葡萄糖耐量试验时，空腹和糖负荷后血糖均在正常范围，患者有遗传因素存在。

第二阶段：糖调节受损阶段，也称糖尿病前期。到这一阶段时，血糖已经升高，但还没有高到糖尿病的标准。这种人离糖尿病仅一步之遥，其空腹血糖大于 5.6 毫摩尔/升，葡萄糖负荷后 2 小时血糖为 7.8～11.1 毫摩尔/升，也称葡萄糖耐量低减期（IGT）。

第三阶段：糖尿病诊断阶段。到了这一阶段，已成为糖尿病患者了。这时空腹血糖≥7.0 毫摩尔/升，葡萄糖负荷后

2小时血糖≥11.1毫摩尔/升。

1型糖尿病的发展过程往往很快，看起来好像是突然发病似的，实际上这类患者也有潜伏期，先是胰岛受到病毒或者毒素的侵袭，而后因为自身免疫性受到破坏，胰岛又受了"二茬罪"，结果几乎所有的胰岛都被破坏了，这时若不注射胰岛素就难以维持患者生命，此时已转化成了1型糖尿病。2型糖尿病的发生和发展要经历一个较长的时间，这段时间一般为数年。由高危人群阶段进入血糖增高阶段，如果此时血糖增高者还不提防，在不久的将来，就很有可能发展到最后阶段，变成糖尿病患者。

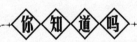

如果能在糖尿病发展的第一、第二阶段采取相应的对策，减少或阻止人体内的糖调节受损，完全控制住血糖水平，就可以摆脱糖尿病的侵袭。

怎样才能知道自己是不是糖尿病前期呢

为了更好地预防糖尿病，国际糖尿病专家委员会提出了新的空腹血糖异常（IFG）和耐糖量低减（IGT）的诊断标准：IFG指空腹血浆葡萄糖水平（FPG）≥5.6毫摩尔/升（100毫克/分升）但<7.0

毫摩尔/升（126 毫克/分升），口服葡萄糖耐量试验餐后 2 小时血糖（OGTT 2hPG）＜7.8 毫摩尔/升；IGT 指 OGTT 2hPG≥7.8 毫摩尔/升（140 毫克/分升）但＜11.1 毫摩尔/升（200 毫克/分升），FPG＜5.6 毫摩尔/升；并明确提出 IGT 和 IFG 患者是处于中间状态的人群。当血糖水平已经升高为异常，但未达到糖尿病诊断标准时，IFG 和/或 IGT 患者已经进入糖尿病前期，患临床糖尿病和心血管疾病的概率也会显著增加。

常见的糖尿病并发症有哪些

糖尿病作为一种慢性病，就疾病本身来说往往不会给患者带来多少不便，甚至有许多患者是在不知不觉中发病的，因此患者即使知道自己患上了糖尿病后也不以为然，平时也不注意必要的检查和正确的治疗。殊不知长此以往必将引起糖尿病对人体的真正危害——糖尿病急性和慢性并发症。等到发生糖尿病并发症时，就有可能要付出沉重的代价了。

那么，糖尿病急性和慢性并发症都有哪些呢？

（1）糖尿病急性并发症。糖尿病急性并发症主要有低血糖、糖尿病酮症酸中毒、糖尿病非酮症高渗性昏迷、糖尿病乳酸性酸中毒等。

糖尿病酮症酸中毒：任何能够引起体内胰岛素相对或绝对不足，进而导致血糖明显升高的情况都可以引起酮症酸中毒。其主要症状为发病急骤，原有的糖尿病症状加重，"三多一少"情况加重。患者感觉全身软弱、乏力、肌肉酸痛，病情严重时还可出现恶心呕吐、上腹痛、呼吸加深加快、呼气中有烂苹果味、头昏、头痛、烦躁、反应迟钝、嗜睡，甚至昏迷等症状。更为严重时还会出现休克、心肾衰竭、深度昏迷进而导致死亡。

糖尿病非酮症高渗性昏迷：又称糖尿病高渗性昏迷、高血糖脱水综合征，多发于老年 2 型糖尿病患者。其主要特征为非常显著的高血糖、失水、电解质紊乱。

糖尿病乳酸性酸中毒：这种并发症一般发生在体内缺氧时，此时体内乳酸增加，肾脏功能不健全，导致多余乳酸不能排出体外，进而引起中毒。此病多发于老年糖尿病患者，其主要表现为突然发生恶心或呕吐、腹泻、肌肉酸痛、呼吸加深加快、意识不清、昏迷等；检查时还会有血乳酸浓度增高、血液 PH 下降等表现。

（2）糖尿病慢性并发症。糖尿病慢性并发症有很多种，现在主要介绍一下对人体健康危害巨大的几种：大血管改变造成的冠心病、脑卒中、下肢血管病变；微血管病变造成的糖尿病肾病、糖尿病视网膜病、糖尿病心肌病。慢性并发症还有神经病变、眼部病变、皮肤病变和其他病变。

专家提示

要想阻止或延缓慢性糖尿病并发症的发生和发展，糖尿病患者需要长期有效地控制好自己的血糖。

不要陷入糖尿病认识的误区

患者既然已确诊为糖尿病，就应对它有一个全面、正确的认识。但是许多糖尿病患者由于缺乏糖尿病知识，不知如何检查、配合药物治疗，使自己陷入糖尿病治疗的误区，进而严重危害健康。下面就纠正几种对糖尿病认识的误区：

误区一：糖尿病是由吃糖多引起的。

正常人的血糖保持在正常范围内，是由胰腺分泌充足的胰岛素进行调节的。糖尿病患者体内的胰岛素相对或绝对不足，影响了血糖的调节，致使血糖升高。目前，医学方面认为，糖尿病的发生与遗传、环境、肥胖、免疫等多方面的因素有关，与吃糖多无明显关系。但需要注意的是糖尿病患者最好还是不要吃糖或少吃糖，因糖类食品可引起血糖迅速升高，不利于稳定控制血糖。

误区二：糖尿病可以根治。

一些糖尿病患者总是盲目相信广告宣传——服药几个月包好，结果却往往令人失望。目前，医学界尚未找到可根治糖尿病的方法。需要指出的是，尽管糖尿病不能根治，但完全可以控制。有些病情轻的 2 型糖尿病患者可不用服药，仅靠运动和饮食就能够维持血糖在正常水平；即使病情较重，只要坚持正确的、长期的治疗，同样可以长寿。

误区三：糖尿病患者应少喝水。

一个人喝水多是体内缺水的表现，是人体的一种保护性反应。糖尿病患者若控制喝水，不但不能治病，反而会加重病情，甚至可诱发酮症酸中毒或高渗性昏迷，危及生命。因而糖尿病患者要多喝水，特别是在感冒、发热、腹泻时，更应多饮水。有心肾衰竭的患者可按照医生嘱咐限制喝水量。

误区四：没有不适感觉就不治疗。

早期糖尿病患者往往没有明显不适的感觉，很多人是在偶尔检查其他疾病或体检时发现自己患有糖尿病的，因无不适症状，所以有些患者就认为没有治疗的必要。其实这种观点是错误的，糖尿病患者的血糖已经升高，虽无不适症状，但已经对血管、神经等造成了损害，早期治疗可以阻止或延缓损害的加重。而若血糖长期不能恢复到正常水平，必将导致心、脑、肾等脏器的损害，到时再治也为时已晚了。所以，一旦发现患有糖尿病，无论有无症状，都应尽早进行科学的治疗。

误区五：中医可根治糖尿病。

糖尿病是一种终身疾病，目前医学界还没有找到根治糖尿病的方法，中医同样如此。尽管中药药性复杂，但对糖尿病的治疗效果尚待进一步研究。目前被较为广泛接受的认识是：中医、中药对糖尿病慢性并发症的防治有一定作用。但糖尿病患者如果盲目相信自称能根治糖尿病的"中医",而中止现行的正常治疗,其后果会非常严重。

误区六:迷信糖尿病食品。

众所周知,糖尿病患者饮食治疗的目的在于控制总热量和均衡饮食,而并不在于专门吃所谓的"糖尿病食品"。其实一些糖尿病食品中的营养成分与普通食物没有什么不同。有的热量可能相对低一些,有的可能加入了某些成分,也有的主要是商业炒作,尤其是一些无糖食品可能仅仅是未加蔗糖,但食品本身却属糖类。糖尿病患者如果不注意糖尿病饮食治疗的原则而认为只要吃了"糖尿病食品",血糖就没有问题,这是很危险的。

误区七:糖尿病患者吃得越少越好。

这种观点也是错误的。吃得太少,不能满足人体的营养平衡,必将损害健康。科学的饮食原则是:定时定量,多吃蔬菜,避免油腻。

误区八:注射胰岛素会上瘾。

胰岛素是体内的正常激素,因为需要,正常人每天都要产生并分泌大量的胰岛素。1型糖尿病患者自身不能产生胰岛素,因此需要终身使用外来胰岛素进行治疗;2型糖尿病患者体内的胰岛素只是相对不足,因此开始可用口服药物促进人体胰岛素的产生和作用,但其中半数以上终因人体胰岛功能逐步衰竭,而需要用外来胰岛素进行治疗。因此胰岛素治疗完全是由病情的需要而定的,而且胰岛素是人体正常的激素,无需抵触它的使用。有些2型糖尿病患者使用胰岛素后，仍能再次撤掉胰岛素。胰岛在使用外来胰岛素后，可得到很好的休息和恢复，胰岛功能恢复一段时间后，部分患者仍可继续接受药物治疗，发挥自身胰岛素分泌的作用，不存在上瘾的可能。

专家提示

许多人认为只有生活条件好、物质丰富的人才会患糖尿病。其实，这种认识是错误的。生活条件差并非糖尿病的"保护"因素。如果不注意自我保健，染上诸多不良嗜好与习惯，特别是嗜酒、抽烟、偏食、不讲究卫生等，同样也会患上糖尿病。

第 2 章

糖尿病治疗从预防开始

糖尿病是一种慢性病，很难治愈，给患者带来了巨大的痛苦。要想缓解这种痛苦，就要学会预防。对广大群众来说，要预防糖尿病的发生；对患者而言，要积极治疗，预防糖尿病并发症的发生。糖尿病的治疗是从预防开始的，应养成健康的生活习惯、控制饮食、定期测量血糖等。

健康测试

你的生活方式健康吗

医学研究表明，糖尿病的发生、发展与不良的生活方式有很大的关系。因此，要预防糖尿病，先要改正自己不健康的生活方式。那么，你的生活方式健康吗？不妨回答下面这20个问题，测测自己的生活方式是否健康。请根据自己的实际情况回答"是"与"否"。

（1）你一日三餐，每餐（特别是早餐）都吃吗？

（2）你的饮食是不是限制了脂肪的摄入量？

（3）你的每日膳食中是否包含了水果、蔬菜、谷物、肉蛋或豆制品？

（4）你每日是否吃五种或五种以上的水果或蔬菜？

（5）你的早餐丰富吗？包不包括麦片、面包、牛奶或肉类、水果、蔬菜？

（6）你每日都喝酸奶、牛奶或吃奶酪吗？

（7）你吸不吸烟呢？

（8）你是不是每周都有三次、每次至少20分钟的运动锻炼时间呢？

（9）你是否有健身计划，每天的健身运动是否能够让自己微微出汗呢？

（10）你是不是每日不感到口渴时也会定量喝水，以保证每日的饮水量呢？

（11）你每年都定期进行健康检查吗？

（12）你是否有意限制饮酒呢？

（13）你的性生活是否有规律？

（14）你在开车时会不会系好安全带呢？

（15）你的家中安装火警警报器或配备消防器材了吗？

（16）你能够做到劳逸结合吗？

（17）你能承受生活中的压力，特别是工作中人际关系的压力吗？

（18）你的睡眠质量好吗？在睡眠时做的梦醒来后还能记得吗？

（19）你是否每天都保持 6～8 小时的睡眠，且醒来后能拥有充沛的精力处理白天的事务，并不感到过分的疲倦和紧张呢？

（20）你的生活起居是否四季都有规律，并且不易生病呢？

计分方法：

以上各题选择"是"计 1 分，选择"否"计 0 分。

测试结果

得 15～20 分的人：你的生活习惯很好，应坚持；得 10～14 分的人：你拥有一些损害健康的小恶习，应注意改正；得 10 分以下的人：你的生活方式太糟糕了，为了自己的健康，为了远离糖尿病，赶快和以前的生活方式说"拜拜"吧。

了解糖尿病防治的三个步骤

糖尿病防治可分为以下三个步骤。

第一步：无"糖"须防。如今，随着生活水平的提高和生活节奏的加快，越来越多的人受到饮食平衡失调、生活规律紊乱、缺少定期运动等诸多外部不利因素的困扰。这样的局面造成越来越多的人患上了糖尿病。为了预防糖尿病，我们应关爱自己的身体，多参加体育锻炼；尽量减少不必要的"夜车"和应酬；控制体重；定期做血糖值测试。

第二步：有"糖"须控。糖尿病是一种需要长期治疗的慢性疾病。一旦得知自己患了糖尿病，不要过分担心发生并发症。因为在控制好的情况下，并发症的产生需要10～20年甚至更长的时间。所以，糖尿病患者在平日的生活中，应该充分重视定期检查，注意血糖和糖化血红蛋白、血脂、血压（标准值为130/80毫米汞柱，肾脏功能不好的患者血压值应更低）和体重指数是否在正常范围内。同时还要留意眼睛、尿微量白蛋白等是否有异，以便及时发现并发症。

第三步：有"糖＋并"须缓。糖尿病患者常会发生大血管、微血管和周围神经病变等严重的并发症，而这些并发症会使患者致残、致死，严重威胁着患者的生活质量乃至生命。如果患者正处于并发症初期可逆阶段，应积极予以治疗；如果已处于不可逆阶段，则应延缓并发症的进展。

专家提示

诱发糖尿病的因素与不良的生活方式息息相关，因此，预防糖尿病应从改变不良的生活方式开始。

日常生活中预防糖尿病的几点措施

要预防糖尿病，在日常生活中可采取下面这几点措施：

措施一：增强体质，提高免疫力。

现代医学认为，抵抗力低下是糖尿病发生的主要因素。因此，应采取各种措施以增强体质，提高机体免疫力，减少和防止糖尿病的发生。由于体育锻炼是增强体质的一项重要措施，因此应根据个人情况，适当选择体育锻炼项目，如散步、慢跑、打太极拳等，并应持之以恒，不可随意间断。

措施二：节制饮食。

2 型糖尿病多是在不知不觉中吃出来的，那些堆积在腹部的脂肪与糖尿病有着密切的关系。因此应注意节制饮食，做到定时定量，避免过食油腻肥甘，控制脂肪的摄入，限制饮酒量，防止肥胖，这对预防糖尿病的发生有重要意义。

措施三：生活规律，劳逸结合。

劳累过度会伤元气，过分安逸会导致肥胖而使得脾脏虚弱，这两种情况都会诱发糖尿病。因此中老年人要注意生活规律和劳逸结合，以提高抗病能力。

措施四：积极防治各种感染。

现代医学研究证实，各种感染，尤其是病毒感染可引起或诱发糖尿病，因此应积极预防各种感染。要做到这一点，应注意个人卫生，保持皮肤清洁，勤洗澡，勤换内衣，养成良好的卫生习惯。女性要注意外阴部的清洁卫生，一旦发生感染，要积极进行治疗。

专家提示

不良的睡眠习惯会引起糖尿病患者血糖的波动。专家指出，糖尿病患者的睡眠必须遵循科学的时间。晚上睡觉的时间不要太晚，最好在 10 点之前；而第二天早晨在 6～8 点起床为宜。

中老年人预防糖尿病的五招

中老年人是糖尿病的易感人群之一。为了自己的健康，中老年人应掌握一些预防糖尿病的小招数：

招数一：快乐、规律的生活。

保持客观、豁达、积极的心态，起居规律，是防止糖尿病发生的重要保证。

招数二：平衡饮食。

中老年人的膳食要注意营养搭配平衡，品种要多样化。60 岁左右的老年人，每天需摄入含热能 1900 大卡左右的食物，每天的食物量相当于鸡蛋 1～2 个，瘦肉 50～100 克，植物油 50 克，粮食 200～250 克。一般体重指数（体重千克数除以身高平方）男＜25、女＜24 为良好，超过这一范围，应控制膳食量。总的原则是低脂、低糖、低盐、粗细粮搭配和高纤维素饮食。

招数三：坚持运动。

中老年人要积极参加运动。运动的强度以中、轻度有氧运动为宜。每日活动时间一般为 40～60 分钟，并且需持之以恒、循序渐进，以促进外周组织葡萄糖的利用。

招数四：做定期检查。

中老年人需对血糖、甘油三酯进行监控。应努力将空腹血糖、餐后 2 小时血糖、甘油三酯控制在正常范围内，使空腹血糖＜6.0 毫摩尔/升；餐后 2 小时血糖＜8.0 毫摩尔/升；甘油三酯＜1.7 毫摩尔/升。如果测得值达正常上限或超过时，要继续做糖耐量试验，经确诊后，要及早进行治疗。

招数五：改变自己的居住环境。

要选择周围土壤、空气、饮用水没有被严重污染的居住环境，且居室内的装饰不要有酚类等挥发性气体。

专家提示

老年人在预防糖尿病时，要注意摄入全面的营养，防止出现营养素摄入不足的情况。

防治糖尿病有四点

预防糖尿病要做到以下四点：

（1）食物少一点。

随着人民生活水平的提高，长期不规律、不合理的饮食，以及高脂肪、高蛋白、高能量食物的摄入，极易导致身体肥胖，使胰腺长年累月处在紧张的工作状态，久而久之便出现了胰岛素抵抗，血糖也随之升高。因此，为了防治糖尿病的发生，应尽可能坚持食物多样化原则，多吃一些粗粮，保持营养平衡，科学计算总热量，多摄入高纤维素食物、低盐饮食、禁酒并禁吃甜食。

（2）睡眠早一点。

睡眠不足与血糖控制失调关系密切，特别是 2 型糖尿病患者，睡眠不足会加重他们的病情。科研人员对 161 名 2 型糖尿病患者进行研究，发现睡眠时间长短和睡眠质量直接影响这些人的病情。经常睡不着觉或睡眠质量差的患者，血糖明显不稳定。

（3）阴虚少一点。

中医认为，糖尿病属"消渴"范畴，其病机是阴虚燥热。"消渴"是由以阴虚为本，燥热为标，再加上燥热伤阴、阴损气耗、气阴两虚导致的。现代人由于生活节奏加快，往往事业在爬坡，身体在滑坡，身体出现亏虚，过度消耗体内阴液，产生燥热而不能及时排出体外，进而导致糖尿病。

（4）郁闷少一点。

研究发现，不良情绪也是糖尿病的重要致病"元凶"之一。人体胰岛素分泌的多少，除了受有关内分泌激素和血糖等因素的影响外，还受植物神经功能的影响。当人处于紧张、焦虑、恐惧或受惊吓等情绪时，会导致交感神经兴奋，直接抑制胰岛素的分泌；同时还会促使肾上腺素分泌增加，间接抑制胰岛素分泌。如果不良情绪长期存在，则可能引起胰岛 β 细胞功能障碍，使胰岛素分泌不足的倾向被最终固定住，进而诱发糖尿病。不良情绪因素对胰岛素分泌的影响，在中老年人身上表现得更为明显。因此，要防止患上糖尿病就应保持情绪稳定，乐观豁达，不患得患失，适当控制情绪，减少焦虑及激动。

专家提示

流行病学资料显示，肥胖程度越严重，糖尿病的发病概率就越高。中度肥胖者糖尿病的发病率比同年龄正常体重者高 4 倍，而高度肥胖者糖尿病的发病率则为同年龄正常体重者的 21 倍。

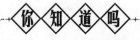

预防糖尿病，一定要提高自己的免疫力

众所周知，糖尿病是由人体胰岛 β 细胞功能衰竭或外周组织胰岛素受体功能发生障碍而引发的。病程与人体免疫系统功能有很大联系。

1型糖尿病的主要病因是胰岛β细胞被自身的免疫系统破坏，导致胰岛素数量绝对不足。这类患者免疫功能处于紊乱状态，各种免疫细胞比例失调，以致引发糖尿病。而增强免疫力，将有助于糖尿病患者控制病情。

2型糖尿病是一种内分泌系统功能障碍引发的疾病。这时，患者的免疫系统功能低下，很容易感染各种细菌、病毒、真菌等，使糖尿病病情"雪上加霜"。而通过增强自身机体免疫调节功能，将有助于预防糖尿病及其并发症的发生。

控制糖尿病应同时纠正代谢综合征

糖尿病并不是一种孤立的疾病，往往伴有高血压病、血脂紊乱、高尿酸血症、高脂血症等。医学上通常将这几高包括高血糖称为代谢综合征。如果只是孤立地治疗糖尿病，控制血糖，不控制血压、血脂、尿酸等，则同样会引发严重后果，如导致并发症等，因此在治疗糖尿病的同时，还应治疗代谢综合征。

代谢综合征是一个典型的"不良生活习惯病"，往往是大吃大喝的习惯导致了疾病的发生。因此，治疗代谢综合征必须从改变生活习惯入手。那么，怎样改变自己的生活习惯呢？我们可以遵循下面的数字歌：

一个信念：与肥胖决裂。

两个要素：不多吃一口，不少走一步。

三个不沾：不吸烟，不饮酒，不熬夜。

四个检查：定期查体重、血压、血糖、血脂。

五六个月：减肥不求速成，每月减一两千克即可，五六个月见成效。

七八分饱：饮食上要"总量控制，结构调整，吃序颠倒"，即每餐只吃七八分饱，以素食为主，同时保证营养均衡；进餐时先吃青菜，快饱时再吃些主食、肉类。

专家提示

糖尿病的发生、发展与遗传有很大的关系，可要改变一个人的种族，改变一个人的父母，以及出生年份是不可能的。因此，我们应该把精力投入到那些我们有能力改变的方面，例如饮食、运动量以及体重等。

糖尿病高危人群的早期预防方法

糖尿病高危人群可以说是潜在的糖尿病患者，如果对糖尿病高危人群进行人为干预和早期防治，可以减少高危人群的患病率。糖尿病高危人群的预防方法如下：

（1）了解糖尿病的相关知识。糖尿病高危人群如果能了解糖尿病的有关防治知识，如科学运动、合理饮食，就可改变日常生活中的不良习惯，减轻胰岛素抵抗，保护和改善胰岛功能，从而预防糖尿病的发生。

（2）尽量避免摄入高热量饮食。饮食为人体提供了热量，以保证人体维持合理的体重以及工作、生活的能量需要。但是如果摄入热量较多的话，能量就会转化为脂肪，增加我们患糖尿病的概率，因此我们食入的食物组成应合理，即：碳水化合物占总热量的 55%～65%，以非精纤维素为好；脂肪与蛋白质分别占总热量的 20%～30% 与 10%～12%。

（3）牢记饮食宜忌。尽量不吃油炸食品，多吃蔬菜，不饮酒，坚持低盐饮食（每天不超过 10 克）。多进食富含铬、锌、硒、锗等微量元素的食物，因为缺乏这些微量元素可导致人体糖代谢发生变化。

（4）勤运动。运动可使血糖降低，增强胰岛素的作用，是减肥的有效方法之一；还可纠正血脂异常，降低血压，使心肺功能得到锻炼，使人放松紧张情绪，提高生活质量。因此，糖尿病高危人群应勤运动。

专家提示

糖尿病高危人群还应避免和减少使用对糖、脂代谢不利的药物，如肾上腺皮质激素及利尿剂等都可影响糖代谢与脂代谢。

预防糖尿病并发症的方法

其实，糖尿病并不可怕，可怕的是糖尿病并发症。糖尿病患者要想长寿，就应采取积极有效的措施预防并发症的发生。

糖尿病患者应积极配合医务人员，根据病情制订具体方案，如饮食疗法、运动疗法、药物（口服降糖药、中药、胰岛素）疗法，使血糖长期控制在正常或接近正常水平。

糖尿病患者应长期坚持饮食疗法，少吃动物脂肪，限制吃富含胆固醇的食物，如动物内脏、鱼子、蛋黄等。必要时还可使用调脂的药物。

关于运动疗法对治疗糖尿病的重要意义在前文中都已做过叙述，在此就不再赘述。不过患有严重心、肾等并发症的患者在活动时，应根据具体情况而定。

肥胖是糖尿病的诱因，长期持续肥胖者，糖尿病发病率明显升高，可高达普通人群的 4 倍之多，因此肥胖者应调整好体重，使之接近标准体重，这对控制血糖、预防糖尿病血管病变有着十分重要的意义。

糖尿病患者伴有高血压病时，需加服降压药，以有效控制血压。

不吸烟，不饮酒。

建立正确、有规律的糖尿病饮食。

定期进行眼底、心电图、肾脏及神经系统检查，争取早些发现并发症，早期进行治疗。

专家提示

长期坐着不动，腹部易堆积脂肪，从而增大发生糖尿病的概率。其纠正办法为每个星期至少运动 2 次。

第 3 章

糖尿病及其并发症的科学治疗

糖尿病的发病机制及病因非常复杂，一旦患病，常终身相随。而且如果糖尿病得不到有效的治疗，还会引起多种并发症，损害身体的多个系统或器官，严重时会使患者面临截肢、死亡的威胁。因此，患了糖尿病后，一定要及时诊治，并采取科学的方法配合医生进行治疗。

健康测试

你对糖尿病知识了解多少

如今糖尿病已成为一种多发病，你对这种疾病了解得多不多呢？不妨做做下面的测试。

判断对错，你认为对的在题后画"√"，你认为错的画"×"。

(1) 单纯用血糖水平可以区分1型和2型糖尿病。（　　）

(2) 不管有没有症状，患了糖尿病就要吃药治疗。（　　）

(3) 每日摄入20克油脂是符合健康饮食控制标准的。（　　）

(4) 世界卫生组织建议每人每日食盐量不超过5克。（　　）

(5) 对于糖尿病患者来说，空腹血糖水平是长期控制血糖最重要的评估指标。（　　）

(6) 糖尿病患者检查血脂的频率应为每6～12个月一次。（　　）

(7) 鱼和鸡肉是富含优质蛋白的食物。（　　）

(8) 饮食和营养治疗是糖尿病所有治疗的基础。（　　）

(9) 糖尿病患者在运动后出现多汗、心慌、头晕等症状，最可能的原因是低血糖。（　　）

(10) 每年的11月4日是世界糖尿病日。（　　）

(11) 2型糖尿病患者不会发生酮症酸中毒。（　　）

(12) 糖尿病患者患糖尿病酮症酸中毒时口中呼出的气体有烂苹果味。（　　）

（13）阿卡波糖和磺脲类药物相比，阿卡波糖能更好地控制空腹血糖水平。（　）

（14）糖尿病超重患者体重减少的目标是 3 个月内体重减轻 5%～10%。（　）

（15）使用胰岛素的患者在达到治疗目标后每日只需监测 1 次血糖。（　）

（16）糖尿病足部病变是糖尿病的急性并发症。（　）

（17）中老年慢性病患者适当的体力运动为每周运动 3 次以上，每次 30～60 分钟。（　）

（18）能够消化人体胃肠道中积食，有"净肠草"之称的粗粮是荞麦。（　）

（19）糖尿病患者可以多喝粥，既营养，又利于吸收。（　）

（20）糖尿病肾病属于糖尿病微血管病变。（　）

（21）在中国，冠心病患者糖代谢异常的患病率约为 40%。（　）

（22）各类型的糖尿病中，患者人数最多的是 2 型糖尿病。（　）

（23）1 型糖尿病患者有自发酮症酸中毒倾向。（　）

（24）食盐含有钠盐，酱油、咸菜、鸡精等不含钠盐，不需计算在摄入总量内。（　）

（25）大麦和菠菜相比，大麦的维生素 C 含量更高。（　）

（26）糖尿病患者在运动时不应该加餐，以防止血糖升高。（　）

（27）打太极拳属于中等强度体力活动。（　）

（28）自主神经病变是与糖尿病发生有关的最重要的神经病变。（ ）

（29）在芹菜、香菇、黄豆中，黄豆含膳食纤维最高。（ ）

（30）在2型糖尿病患者中，大约有8%的患者发生了严重的视力丧失。（ ）

（31）硝苯地平是常用于孕妇紧急降压的药物。（ ）

答案：

（1）错　（2）错　（3）对　（4）对　（5）错

（6）对　（7）对　（8）对　（9）对　（10）错

（11）错　（12）对　（13）错　（14）错　（15）错

（16）错　（17）对　（18）对　（19）错　（20）对

（21）错　（22）对　（23）对　（24）错　（25）错

（26）错　（27）对　（28）错　（29）错　（30）对

（31）对

测试结果

如果你答对了10题以下，说明你的糖尿病知识非常少，应加强学习；如果你答对了10～20题，说明你已经具备了一定的糖尿病知识，但仍需要加强学习，以进一步了解糖尿病知识；如果你答对了20题以上，说明你的糖尿病知识非常渊博了，那么你在日常生活中也一定能够积极地采取措施来预防糖尿病。

糖尿病患者经常使用的口服降糖药物

糖尿病患者不仅要了解治疗自己疾病的常用药物，还要了解它们各自的作用机制，并在医生的指导下正确服药，这是安全用药的前提。下面分别介绍一些口服降糖药的种类及其作用机制。

目前糖尿病患者最常用的口服降糖药包括磺脲类、双胍类及 α-葡萄糖苷酶抑制剂三大类。

（1）磺脲类降糖药。

磺脲类降糖药是由一个磺基和一个脲基组成的一大类降糖药物，其作用是刺激胰岛素释放，使身体产生足够的胰岛素以利于血糖降低。因此，磺脲类降糖药主要适用于那些血糖比较高，但还有潜在胰岛素分泌能力的 2 型糖尿病患者。目前常用的磺脲类降糖药主要有下面几种：

格列本脲：药理作用最强，服用者常出现低血糖反应。老年人服用时应特别注意，以防止低血糖发生。

格列齐特：药理作用较温和，较少出现低血糖反应，适用于老年患者。由于它可抑制血小板聚集，因此对有血管并发症者尤为适用，具体用法和用量因人而异。

格列吡嗪：这种药物作用快，半衰期短，副作用少，也可抑制血小板聚集。它还有降低血中甘油三酯浓度，提高高密度脂蛋白含量的作用，有助于改善血液微循环，防治动脉硬化，主要适用于老年糖尿病患者。用药期间应避免饮酒，注意饮食，因为进食不规则者和饮酒者在服用此药后，易发生低血糖反应。

格列喹酮：其代谢产物 95％经胆管及粪便排出，仅 5％从尿中排出，因此糖尿病并发肾病者可以服用此药。每片 30 毫克，一般日剂量 15～180 毫克，据个体情况而定，分 1～3 次服用。

需要指出的是，对于病程较长、胰岛功能几乎完全丧失的 2 型糖尿病患者及青少年起病的 1 型糖尿病患者，使用该药不但无效，而且还可能加重胰岛功能的耗竭。

另外，糖尿病患者需根据具体病情选择药物，一般不采取同类药中的两种药同用；用药同时一定要注意控制饮食，进食一定要定时定量。饮食不配合，用药量过大或同时应用增强磺脲类降糖作用的药物，均可诱发低血糖反应，尤其多见于肝、肾功能不全者和老年患者，并有可能在停药后仍反复有低血糖发作现象的出现；对磺胺药过敏者也应慎用此类药物，因为这两类药化学结构相似，可发生交叉过敏；所有磺脲类药物均应在饭前半小时服用，用药过程中应定期检查白细胞。

（2）双胍类降糖药。

双胍类降糖药分子中有两个胍基，所以叫双胍类。其作用不同于磺脲类药，它主要是通过减少肝脏葡萄糖的输出而降低血糖的，主要适用于超重或肥胖的 2 型糖尿病患者。超重或肥胖的 1 型糖尿病患者在用胰岛素治疗过程中血糖波动大时，也可服用双胍类降糖药；磺脲类降糖药治疗有效但未达良好控制的糖尿病患者，也可加用双胍类降糖药。现在许多国家和国际组织制订的糖尿病指南中，还将二甲双胍推荐为 2 型糖尿病的一线用药，甚至作为糖尿病的预防用药。目前常用的双胍类药物主要是盐酸二甲双胍，苯乙双胍因副作用现已退出市场。双胍类降糖药物常见副作用为胃肠道反应，饭后服药从小剂量开始可减轻此反应。在肝、肾功能不全，休克或心衰等缺氧情况可诱发乳酸性酸中毒。二甲双胍单独使用时不会导致低血糖，但与磺脲类合用会增加低血糖的危险。

（3）α-葡萄糖苷酶抑制剂。

α-葡萄糖苷酶抑制剂是一种能延缓小肠吸收葡萄糖，使血糖含量在饭后不会过分增高的药物。

轻型、肥胖、年纪大、肾功能不好、餐后高血糖的 2 型糖尿病患者可选此类药物来降糖，另可配合其他口服降糖药或胰岛素进行治疗；糖耐量异常者也可使用此药。

糖尿病口服降糖药的作用与特点各不相同，可以联合使用，但应在医生的指导下服用。此外，不论选用何种降糖药，都必须严格控制饮食。

专家提示

糖尿病口服降糖药可以联合使用，也可以分别和胰岛素配合使用，但是同类口服降糖药之间不宜联用，以免导致低血糖反应。

科学选择口服降糖药物和剂量

选择口服降糖药物、进行剂量调整时，应考虑到患者的胖瘦、体质强弱、年龄、性别、胰岛功能状况；应考虑患者有无脑、心、肺、肝、肾和胃肠功能等严重慢性疾病和糖尿病所致的慢性并发症；还需考虑是单品种用药，还是多品种用药，是大剂量还是中小剂量，是否有药物过敏史等。糖尿病患者在选择药物时绝不可忽视上述几点，其基点是在控制血糖的同时最大限度地保护胰岛功能和身体脏器，避免并发症的发生。

对于非肥胖的 2 型糖尿病患者，经 2～4 周饮食运动治疗后，如空腹血糖仍≥7.0 毫摩尔/升和（或）餐后 2 小时血糖≥10 毫摩尔/升，则应开始进行药物治疗。药物可选择以下药物中的一种或多种，如二甲双胍、噻唑烷二酮类、磺脲类或格列奈类（两者之一）、α-葡萄糖苷酶抑制剂等。3 个月后，当糖化血红蛋白＞6.5％时，可加用胰岛素。

对于肥胖型 2 型糖尿病患者，经饮食控制和体力活动两周后，若空腹血糖未控制到 7.0 毫摩尔/升（126 毫克/分升）以下，则应加服双胍类降血糖药物，或一开始就加服双胍类药。

如患者有典型的临床症状，身体消瘦较明显，血糖水平较高，虽无酮症，也应考虑给予小剂量胰岛素进行治疗。

如果空腹血糖＞16.7 毫摩尔/升（300 毫克/分升），则应首先考虑用胰岛素治疗。这对于保护和改善胰岛功能，调整机体代谢大有益处。许多学者主张：糖尿病一经诊断，即应进行一段胰岛素治疗，待病情稳定后，再酌情改用口服降糖药进行治疗，有些患者甚至可停药观察。

常规选药方法是：肥胖患者首选双胍类降糖药，消瘦患者可用磺脲类降糖药。但是临床工作中符合肥胖和消瘦诊断标准的患者并不多，大部分是不胖不瘦者。有不少学者认为结合胰岛功能的检测为好，如为胰岛素减少型患者服用甲磺脲类降糖药为宜；如为胰岛素增高型患者选双胍类及胰岛素增敏剂类为宜；一般空腹血糖高者首选磺脲类或双胍类；餐后血糖高者首选格列奈类或 α-葡萄糖苷酶抑制剂类。

专家提示

糖尿病患者的降糖治疗是个复杂的过程，因此更应该强调个体化的治疗。患者应结合自己的病情，认真听取糖尿病专科医生的意见来制订和执行降糖方案。

服用口服降糖药物的最佳时间

口服降糖药的降糖效果，除了与药物本身的作用有关外，还与服药时间有一定关系，因此很有必要掌握口服降糖药物的最佳时间。

（1）服用磺脲类降糖药的最佳时间。这类降糖药宜饭前30 分钟用温水服用。由于这些药物口服一般要在 30 分钟后才能发挥降血糖作用，而进餐后的 30 分钟血糖才会出现高峰。所以在饭前服用，才能充分发挥药物的作用，有效地控制饭后血糖。否则，如于饭后服用，此时血糖已较高，就不能很好发挥其降血糖的作用了。

（2）服用双胍类降糖药的最佳时间。这类降糖药宜饭中或饭后用。由于这类药对胃肠道有一定刺激，故宜在饭中或饭后服用；无胃肠反应者，也可在饭前服用。

（3）服用 α-葡萄糖苷酶抑制剂的最佳时间。这类药物应与第一口饭同时吃。此类药物如在饭后或饭前过早服用，效果不是很理想。

格列奈类药，因主要用于降低餐后血糖，吸收及发挥作用较快，通常于餐后 15 分钟服用或进餐时即服。

噻唑烷二酮类药，主要用来增加身体对胰岛素的敏感性，通常每日服一次，服用与进餐时间关系不大，但应固定每天的服用时间。

如果你经常漏服降糖药，可以使用缓释剂，这类药物一天只需要服一次，容易操作，有助于患者长期服用，而且降糖作用较平稳，可以避免低血糖的发生。

专家提示

糖尿病患者的服药时间应在医生的指导下进行，一旦定下来，应长期坚持。

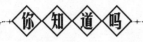

糖尿病患者的中药服用时间

我国古代医书《本草纲目》中记载：病在胸膈以上（上焦）者需餐后服药；病在脐腹以下（下焦）者需空腹服药；病在胸膈与脐腹之间或四肢病变者应在两餐之间服药。糖尿病在中医中又称消渴病，以饥饿为主的上消证应饭后服药，以烦渴为主的中消证应两餐间服药，以多尿为主的下消证应餐前服药，以上是糖尿病中医辨证施治的中药服法。常用的中成降糖药饭前、餐后服用均可，但是含有格列本脲的中成药如消渴丸、糖维胶囊等需餐前 30 分钟服用。

服用口服降糖药物存在的误区

服用口服降血糖药物时应避免下面这几个误区：

误区一：不重视饮食和其他疗法，单纯依靠药物。

糖尿病的治疗是综合治疗，饮食控制、运动锻炼和药物治疗缺一不可。只有在饮食控制和运动锻炼的配合下，药物治疗才能取得良好的降糖效果；否则，药物再好也很难发挥作用。许多患者认为用药后，多吃点没有关系，并试图通过增加药量来抵消增多的进食，这是错误的。这样做的结果不利于血糖控制，容易使身体发胖，加重胰岛素抵抗，而且还会增加胰岛负担，加速 β 细胞功能衰竭。

误区二：忽视药物治疗的重要性。

有些患者习惯根据自觉症状来估计血糖控制的好坏，实际上许多 2 型糖尿病患者的自觉症状不太明显，服药与不服药在感觉上差不多，于是就认为不用服药也能控制好血糖。事实上，单凭症状来估计病情并不准确。临床上，单凭饮食和运动可使血糖得到良好控制的情况仅见于少数病情较轻的 2 型糖尿病患者，绝大多数 2 型糖尿病患者诊断之初即需要进行药物治疗。

误区三：不恰当的联合用药。

上文已说过同类药物的降糖作用机制是相同的，原则上不宜联用。若两种同类药物联用，例如磺脲类与磺脲类联用、双胍类与双胍类联用，可能会引起彼此间的竞争性抑制而"两败俱伤"，结果是增加了副作用而不是加强了降糖效果。诸如"消渴丸＋格列本脲"、"格列吡嗪＋格列喹酮"等均属不恰当的联合用药。

误区四：光吃药，不复查。

化验血糖可以了解药物的疗效，其结果也可作为选择药物及调整药量的重要依据。许多磺脲类降糖药（如格列本脲、格列齐特等）的药效会随着时间的推移逐渐下降。如患者不注意定期复查，自己觉得一直没间断治疗，心理上就有了安全感，而一旦出现药物继发性失效，实际上形同未治。有的患者一直吃着药，结果还是出现了并发症，其原因就在于此。

误区五：为了降糖大量服药。

许多患者为了能快点将血糖降下来，往往擅自多药联合，超剂量服药，这样不仅增加了药物的副作用，而且容易矫枉过正，引发低血糖，甚至出现低血糖昏迷，此做法非常危险。

误区六：血糖降至正常时就自己停药。

糖尿病作为一种终身性疾病，目前尚不能根治，需要长期乃至终身服药。患者经药物控制后虽症状消失，血糖降至正常，但这并不意味着糖尿病已痊愈，还应继续维持用药；饮食控制和体育锻炼也绝不能放松，切忌擅自停药，否则会使高血糖卷土重来，使病情恶化。此时，再用原来的剂量就不够了，而需要增大剂量甚至要用多种降糖药联合进行治疗，这样不但会使身体受到更多损害，而且也会使医疗开支进一步增大，实在得不偿失。

误区七：频繁换药。

药效的发挥有一个循序渐进的过程，随着用药时间的延长，药效才逐渐显现出来。许多患者不了解这一点，服药没几天，见血糖、尿糖下降不满意，即认为所服药物无效，急着换药。事实上，有些降糖药（如胰岛素增敏剂）服至半个月到一个月才会达到最大的降糖效果，因此，不要轻易认为某种药物无效。较合理的方法是：根据血糖逐渐调整服药的剂量，服至该药的最大有效剂量时，血糖仍不下降或控制不理想时，可在医生指导下再改用其他药或与其他药联用。

误区八：自行调整用药。

有些糖尿病患者常常根据自己的感觉或尿糖多少来调整用药的剂量，这是不对的，因为血糖高低与自觉症状轻重或尿糖多少并不完全一致。有时血糖很高，却未必有自觉症状，甚至尿糖也可以不高（主要见于肾糖阈值增高的患者）。因此，调整药物剂量应主要根据血糖，其他（如尿糖）均仅作参考，同时要注意排除某些偶然因素造成的血糖变化。

误区九：过分害怕药物的副作用。

有些患者认为长期口服药物会损害肝肾功能，实际上这种想法并不科学。对于肝肾功能正常的患者来说，只要不是长期过量服用药物，应该是安全的。由于药物都要经过肝脏代谢而失活，并经过肾脏排泄出去，故肝肾本身的功能会影响患者对治疗的反应。一般说来，肝肾功能不全的患者由于药物排泄受到障碍，药物原形及代谢产物在体内缓慢积聚会加重肝肾负担，影响肝肾功能。所以许多药品说明书上都写有"肝肾功能不全者慎用"的字样，但并不表示这些药对肝肾有毒副作用。

误区十：错误的服药方法。

根据药物起效快慢不同，服药方法也不相同。如磺脲类药物（格列本脲、格列齐特、格列吡嗪、格列喹酮等）应在餐前半小时服用；瑞格列奈因作用快，可在餐前即服，这样便于发挥最佳的降糖作用；α-葡萄糖苷酶抑制剂与第一口饭同时嚼服效果最好；双胍类药物最好在餐后服用，这样可以减少对胃肠道的刺激。反之，服药次序颠倒不但会降低疗效，且易出现胃肠不适等症状。另外，要根据药物的半衰期，决定用药次数。口服降糖药有长效、中效、短效之分，长效制剂（格列美脲、格列吡嗪、格列本脲）每日服用1～2次即可，中、短效制剂（格列齐特、格列吡嗪、格列喹酮等）需每日服2～3次。

误区十一：从众心理。

不少患者听周围某人说用某药好，自己也跟着用，这样不好，因为糖尿病用药强调个体化，应根据每个人的具体情况（如胖瘦、肝肾功能状况、年龄等）来选药。好药就是适合自己病情的药，并非新药、贵药才是好药，别人用得好的药未必你也适用。此外，用药也不能跟着广告走。

专家提示

长期服用某种药物，如果渐渐无效，应在医生指导下，酌情调药。

需要胰岛素治疗的糖尿病患者

胰岛素在糖尿病的治疗中占有重要地位，但并不是所有的患者都需要使用胰岛素。应当使用胰岛素的糖尿病患者主要有以下几类。

（1）1型糖尿病患者。

1型糖尿病患者须持续不断地坚持用胰岛素治疗。这类患者体内分泌胰岛素的胰岛β细胞已完全被破坏，彻底失去了分泌胰岛素的功能。如果不能坚持向体内不断地补充胰岛素，1 型糖尿病患者体内就会出现严重的代谢紊乱（如酮症酸中毒），进而发展至昏迷或死亡。对于 1 型糖尿病患者而言，胰岛素首要的任务是用来救命，然后才是用它来治病，即通过用胰岛素来控制血糖，减少慢性并发症的发生。

（2）有并发症的 2 型糖尿病患者。

如患者并发糖尿病酮症酸中毒、非酮症高渗性昏迷和乳酸性酸中毒急性并发症时，或有严重肾、肝、心、眼、神经等慢性并发症时，均应用胰岛素进行治疗。

（3）病程长的 2 型糖尿病患者

研究发现，多数 2 型糖尿病患者在患病 8 年后仅靠口服降糖药来控制血糖的效果并不是很好。这时如果不用胰岛素进行治疗，血糖就难以得到满意的控制效果，会出现由高血糖所致的糖尿病并发症。因此，为了减少并发症，延长患者寿命，当疾病进展到一定阶段时，也必须用胰岛素进行治疗。

（4）伴有严重疾病的糖尿病患者。

这类患者有两种情况，一是其他疾病或者可能引起致命性的代谢紊乱，比如并发急性感染、并发结核或需要做大手术、遭受严重创伤的糖尿病患者；二是其他疾病会引起口服降糖药蓄积中毒，比如肝肾功能不全或者严重缺氧（如心衰竭）的患者，因为口服降糖药在体内代谢不畅，会使药物蓄积，不良反应加重。

（5）怀孕的糖尿病患者。

若糖尿病患者怀孕前或怀孕后发现血糖增高，为避免高血糖及口服降糖药危害母婴，应使用胰岛素进行治疗。

（6）胰腺严重受损的糖尿病患者。

一些患者因胰腺疾病（如严重的胰腺炎、血色病、胰腺创伤；或因胰腺的肿瘤切除胰腺，使胰腺中分泌胰岛素的胰岛受到损害）而导致胰岛素的严重缺乏，这样的患者也必须使用胰岛素来控制血糖。

（7）早期强化治疗的糖尿病患者。

研究发现，给新诊断的 2 型糖尿病患者使用为期两周的强化胰岛素治疗后，可以使某些患者在 3 年内不需要使用任何药物，仅仅通过饮食控制和运动就能维持理想的血糖水平。因此，新诊断的 2 型糖尿病患者如果饮食和运动治疗的效果都不好，最好使用胰岛素进行短期强化治疗，这样可以让患者的胰岛 β 细胞休息一段时间之后再更好地分泌胰岛素。

专家提示

1 型糖尿病和 2 型糖尿病之间不可能互相转化。2 型糖尿病患者用胰岛素治疗后还是 2 型，即使强行停用胰岛素后，也不过是血糖控制不佳，不会立即产生严重的后果。

胰岛素的种类

目前，国内外有各种胰岛素制剂 40 余种，现将临床上常用的胰岛素制剂种类介绍如下：

（1）按来源分类。

动物胰岛素：是从动物的胰腺组织里提取的胰岛素，是经过纯化、去掉杂质及其他蛋白质成分而得到的，主要是从猪和牛的胰腺中提取的。动物胰岛素与人体自身产生的胰岛素在结构上有一定程度上的差别，因此易产生抗体，但价钱比较便宜。目前国产胰岛素多属猪胰岛素。

人胰岛素：人胰岛素并不是从人体中提取的，而是借助先进的、人工基因高科技生产技术合成的，其结构、功能与人胰岛素相同。半合成人胰岛素是将猪胰岛素第 30 位丙氨酸置换成与人胰岛素相同的苏氨酸而得来的。生物合成人胰岛素是利用生物工程技术，获得的高纯度生物合成人胰岛素，其氨基酸排列顺序及生物活性与人体本身的胰岛素完全相同。人胰岛素一般不产生抗体，但是价钱很高。

（2）按药效时间长短分类。

超短效：注射 15 分钟后起作用，高峰浓度 1～2 小时。

短效（速效）：注射 30 分钟后起作用，高峰浓度 2～4 小时，可持续 5～8 小时。

中效（低鱼精蛋白锌胰岛素）：注射 2～4 小时后起效，高峰浓度 5～7 小时，可持续 13～16 小时。

长效（鱼精蛋白锌胰岛素及长效胰岛素类似物）：注射 2～4 小时后起效，高峰浓度 8～10 小时，可持续 20 小时；而长效胰岛素类似物高峰值的持续作用时间可达 30 小时。

预混：即将短效与中效预先混合，可一次注射，且起效快（30 分钟），持续时间长达 16～20 小时。市场上有 30％

短效、70%中效预混与短、中效各占 50%的预混两种。另外，还有预混胰岛素类似物，是由超高效与中效混合而成的，因此，这类药物起效时间更快，为 10～20 分钟。

专家提示

胰岛素制剂对应的适用人群非常明确，糖尿病患者可以根据自己的病情和经济条件来选用适合自己的胰岛素制剂。

注射胰岛素的时间

注射胰岛素的时间很有讲究，具体要遵医嘱。

（1）餐前注射。目前临床使用的普通胰岛素（短效胰岛素）是一种六聚体的胰岛素，皮下注射后，需分离成单体后才能被吸收入血液中，起效时间约 30 分钟。为了使胰岛素与血糖高峰同步，有些患者需在餐前注射常规胰岛素，具体为：

餐前血糖 3.9～6.7 毫摩尔/升者，餐前 15 分钟注射，可适当多进食。

餐前血糖 6.7～10 毫摩尔/升者，餐前 30 分钟注射，按常规进食。

餐前血糖高于 10 毫摩尔/升者，餐前 45 分钟注射，减少进食。

老年糖尿病患者自行在家中注射胰岛素时，餐前血糖值可适当放宽些，具体为：

餐前血糖 7～10 毫摩尔/升者，餐前 15 分钟注射。

餐前血糖 10～15 毫摩尔/升者，餐前 30 分钟注射。

餐前血糖高于 15 毫摩尔/升者，餐前 45 分钟注射。

单用中效胰岛素者需在餐前 30～60 分钟注射。

（2）餐时注射。如果糖尿病患者使用的是速效胰岛素类似物，那么，进餐时不需提前注射，而注射后必须立即进食，否则可引发低血糖。速效胰岛素类似物作用高峰时间为 1～2 小时，主要用于降低餐后血糖，因而用餐时注射后低血糖反应很少见，可适用于治疗各种类型的糖尿病。因为速效胰岛素不需要在餐前提前注射，因此在治疗应用中为患者提供了极大的便利；但速效胰岛素注射后必须进食，以防止低血糖的发生。

（3）餐后注射。胰岛素强化治疗中的 1 型糖尿病患者，当餐前血糖较低，为 2.8～3.9 毫摩尔/升时，可改在餐后注射胰岛素，同时应适当多进食；使用速效胰岛素类似物的患者，也可在餐后即刻进行注射。

（4）睡前注射。睡前注射中效胰岛素或长效胰岛素类似物（甘精胰岛素、精氨酸胰岛素）是比较符合生理性胰岛素分泌规律的治疗方案。三餐前使用短效胰岛素或速效胰岛素控制餐后血糖，睡前则应使用中效胰岛素或长效胰岛素类似物，维持夜间的基础胰岛素水平，这样能有效抑制肝脏葡萄糖的产生，减少脂肪分解，保持夜间血糖平稳，而且能减少低血糖，避免黎明时发生高血糖现象。用量应遵医嘱，并根据空腹血糖值进行调节。

专家提示

黎明时出现高血糖现象的糖尿病患者，为了避免因注射胰岛素过晚而引起空腹高血糖，早餐前胰岛素的注射应早些，最好不晚于早晨 7 时。

保存胰岛素的方法

胰岛素作为一种生物制剂，需要小心保存。如果储存不当会降低胰岛素的降糖作用，进而对患者的血糖控制造成不利影响。

（1）未开封胰岛素的保存方法。未开封的胰岛素应存放在冰箱的冷藏室内（温度在 2℃～8℃）储存，注意不可存放在冷冻室内（－20℃）。因为胰岛素是一种小分子的蛋白质，经冷冻后，其降糖效果将被破坏。如果没有冰箱，则应放在阴凉处，且不宜长时间储存。

（2）已开封胰岛素的保存方法。已开封的胰岛素也应尽可能地放在温度 2℃～8℃ 的地方储存。但在注射前，最好先放在室温内让胰岛素恢复温度，这样可避免注射时产生不舒服的感觉；也可放在室温条件下储存，但储存时间不要超过 30 天。

（3）旅行、出差时储存胰岛素的方法。在乘飞机或乘火车等进行长途旅行时，应随身携带胰岛素，而不要放在旅行袋等行李中，更不能放在托运的行李中。如果旅行不超过 1

个月，也可不置于冰箱内，但应避免药瓶暴露于阳光或高温、温度过低等特殊环境下，且时间不宜过久。在出差或旅行住宿时，如果住宿的旅店有条件提供冰箱，则最好放在冰箱内冷藏储存。

专家提示

外出时，可以使用那种能反复冷冻的保温盒来存放胰岛素。保存时，应保证温度最高不高于25℃，最低不低于4℃。

注射胰岛素的方法

许多糖尿病患者都选择自己注射胰岛素，那么，自己应该怎样注射胰岛素呢？

（1）做好注射前的准备工作。

要想使胰岛素发挥好的效用，注射前的准备工作不可少。

①确定吃饭时间，以保证注射后能在规定的时间吃上饭。

②准备好酒精棉球、注射装置和胰岛素。

③再一次核对胰岛素的剂型。

④仔细检查胰岛素的外观。

（2）选择好注射部位。

除了做好注射前的准备工作，还要选好注射部位。糖尿病患者可在上臂外侧、腹部、大腿外侧、臀部等部位注射胰岛素。

以 2 平方厘米为一个注射区，而每一个注射部位可分为若干个注射区，注射区的意思是每次注射应在一个区域。每次注射，部位都应轮换，而不应在一个注射部位多次注射。注射部位的轮换可按照以下原则：

①选左右对称的部位进行注射，并左右对称轮换注射；待轮完这部位，换另外左右对称的部位。如先选左右上臂，并左右对称轮换注射；等轮完后，再换左右腹部。这样可避免因不同部位胰岛素吸收不同而造成血糖波动。

②同一注射部位内注射区的轮换要有规律，以免混淆。

③不同部位胰岛素吸收由快及慢，依次为：腹部、上臂、大腿、臀部。如果偶尔吃饭时间可能提前，则选腹部注射胰岛素；如果吃饭时间推迟，则选臀部注射胰岛素。

（3）抽取胰岛素。

随着胰岛素笔或胰岛素注射器及预填充胰岛素使用的推广，现在需要患者自己抽取的胰岛素越来越少，但瓶装胰岛素仍在使用，所以下面就介绍一下胰岛素的抽取知识：

混匀胰岛素，可用下面的方法来混匀：将自己的双手洗净，将胰岛素瓶在两手掌内轻轻滚动；将胰岛素瓶上下颠倒几次；将胰岛素瓶轻轻摇动。如果启用新瓶，可将橡皮塞上的保护膜去掉，但千万不可将橡皮塞打开。用酒精棉球轻擦橡皮塞，摘掉注射器针头的保护盖，轻拉推柄，让推柄的黑色标志达所需注射的胰岛素刻度，使空气抽吸入针筒。将针头插入胰岛素瓶内并确定针头在瓶内，轻压推柄将空气注进瓶内，将瓶底向上，针筒在下，且针头在瓶内胰岛素液面下，一手拿瓶，一手拿注射器，轻拉推柄使胰岛素慢慢进入针筒内，达所需注射量的单位刻度线。做这一步时，应尽力保证无气泡进入针筒；若有，需重新抽取胰岛素。将针头从瓶内抽出，再次确定与你所需注射的胰岛素剂量相符；将保护盖套在针头上，然后放在桌面上。

另外，如自行混合胰岛素时，应注意先抽短效的，再抽中长效的。

（4）注射胰岛素。

①注射部位皮肤用棉球消毒。

②将胰岛素针垂直快速插入皮肤，确定针头的大部分已进入皮肤。

③缓缓推压推柄，将胰岛素注入。

④快速拔出针头，用一干棉球轻压注射部位，无需摩擦。

专家提示

为了减轻注射时的疼痛，糖尿病患者所选择的针头要细而尖，不要使用变钝的针头，而且还要选用专用的胰岛素注射器。

糖尿病酮症酸中毒的防治方法

糖尿病酮症酸中毒是急性糖尿病并发症的一种，对健康的危害非常大。在上文中我们已经介绍了它发生、发展的原因和主要表现。那么，怎样预防和治疗糖尿病酮症酸中毒呢？

（1）糖尿病酮症酸中毒的预防。要避免发生酮症酸中毒，一定要做到以下几点：

①1 型糖尿病患者不可随便停用胰岛素，尤其不能轻信他人的所谓能根治糖尿病的说法。如果发现自己不思饮食或出现感染问题，不能随心所欲地停吃、停喝，那就更不能停用胰岛素。

②2 型糖尿病患者不能随便中断有效的治疗或频繁更换治疗药物。当出现严重感染、心脏病发作或遭受重大精神打击时，医生可能建议患者临时使用胰岛素，此时千万不要拒绝胰岛素这位"生命之友"。

③养成多喝水的习惯。如糖尿病症状加重，出现不明原因的消瘦、恶心、呕吐等时，要及时检查血糖。如果一时难以弄清是低血糖还是高血糖，又无法检查血糖和酮体时，患者可尝试喝一点糖水，如症状不好转应立即去医院进行治疗。若血糖超过 15 毫摩尔/升时，则必须检查尿酮体。若尿酮体呈阳性，患者可以先喝 500～1000 毫升水（约两大杯）；如尿酮体呈强阳性或持续阳性，患者则必须去医院做进一步检查。

④当糖尿病患者出现病情加重或其他应激情况（如发

热、呕吐等）时，都必须加强血糖、尿糖、尿量和尿酮的监测，并尽快送往医院。老年糖尿病患者的酮症酸中毒临床表现可能不太明显，因此，一旦感觉与平时不一样，应引起警惕，及时到医院进行检查。

（2）糖尿病酮症酸中毒的治疗。

治疗方法如下：

①应立刻补液：应用生理盐水，补液量可按原体重的10%估计；输液速度先快后慢；血糖降至 13.9 毫摩尔/升时，改输 5%葡萄糖液。

②静滴胰岛素：液体中加入胰岛素按 0.1 单位/（千克·小时）的小剂量持续静滴；一般酮体消失前胰岛素用量为 4～6 单位/小时，可使血糖每小时下降 3.9～5.6 毫摩尔/升；尿酮体消失后胰岛素用量为 2～3 单位/小时，以免血糖下降过快引起低血糖及脑水肿。

③注意维持电解质酸碱平衡：酮症酸中毒时会严重失钾，见尿即可补钾。一般不需积极补碱，当 pH＜7.1，二氧化碳结合力＜8.984 毫摩尔/升时才补碱，可用 5%碳酸氢钠溶液 0.5 毫升/千克，使二氧化碳结合力升高 0.449 毫摩尔/升。

④治疗脑水肿、心律紊乱、心衰、消化道出血等并发症。

⑤生命体征平稳时应立即送入病房。

专家提示

糖尿病酮症酸中毒时，化验结果通常为：尿糖尿酮阳性，血糖增高（16.7～33.3 毫摩尔/升），白细胞增高（感染或脱水），血尿素氮增高，二氧化碳结合力下降，pH 下降，电解质紊乱。

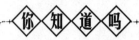

易与糖尿病酮症酸中毒相混淆的疾病

（1）高渗性非酮症糖尿病昏迷。此类患者亦可有脱水、休克或昏迷等表现，多见于老年人。但血糖常超过 33.3 毫摩尔/升，血钠超过 155 毫摩尔/升，血浆渗透压超过 330 毫摩尔/升，血酮体呈阴性或弱阳性。

（2）乳酸性酸中毒。此类患者起病急，有感染休克、缺氧史，有酸中毒、呼吸加深加快和脱水表现。虽也有血糖正常或升高的情况，但其血乳酸显著升高（超过 5 毫摩尔/升），阴离子间隙也超过 18 毫摩尔/升。

（3）乙醇性酸中毒。有酗酒习惯者多在大量饮酒后发病，患者因剧吐致血 β-羟丁酸升高，血酮体可呈阳性，而且在有酸中毒和阴离子间隙增加的同时其渗透压亦升高。

（4）饥饿性酮症。因进食不足而造成患者脂肪分解血酮，呈阳性，但尿糖呈阴性，血糖多不高。

（5）低血糖昏迷。患者曾有进食过少的情况，起病急，呈昏睡、昏迷状态，但尿糖、尿酮呈阴性，血糖低，多有过量注射胰岛素或过量服用降血糖药的历史。

（6）急性胰腺炎。半数以上糖尿病酮症酸中毒患者会出现血尿淀粉酶非特异性升高，有时其升高幅度较大。

糖尿病非酮症高渗性昏迷的防治

糖尿病非酮症高渗性昏迷是常发生在老年 2 型糖尿病患者身上的糖尿病急性并发症之一，临床表现与酮症酸中毒相似，只是尿中没有酮体，很少有酸中毒。由于血糖和血渗透压很高，患者易发生昏迷，一旦发病，病死率非常高。

（1）高渗性昏迷的常见诱因。老年 2 型糖尿病患者多发生糖尿病非酮症高渗性昏迷的诱因，主要有以下几方面：

①有糖尿病而毫无察觉，没有采取正规的治疗，甚至因其他疾病而误用高糖输液，致使血糖显著升高。

②感染、心绞痛或心肌梗死、脑血管意外、外科手术等急性情况。

③老年人渴感减退，饮水中枢不敏感，而造成进水太少、血液浓缩等。

（2）高渗性昏迷的治疗。最好在内分泌专科医生的指导下进行，原则是尽快补充液体，适当使用胰岛素，注意电解质平衡，同时还要关注各种并发症。

（3）高渗性非酮症糖尿病昏迷的预防。糖尿病患者一旦发生高渗性非酮症昏迷会对其生命构成极大的威胁，因此对这一急性并发症的预防非常重要。一般来讲，预防此病需采取以下措施：

①应及时发现和正确治疗糖尿病，平时要提高对糖尿病的警惕性，经常进行自我监测。

②糖尿病患者平时要注意合理地安排生活起居，适当地进行运动，不要过度劳累，特别要注意多饮水。

不少糖尿病患者由于尿多而怕饮水，以为尿多是饮水多造成的，这其实是一种误解。糖尿病患者之所以尿多是因为其血糖过高，其尿糖的浓度和尿渗透压也随之上升，使肾小管的重吸收不能正常进行，而导致尿量增多，这一点与患者的饮水量并无直接关系。患者在尿液增多之后，其体内的水量会减少，血容量也会随之减少。血液浓缩后，其血糖也必然相对升高。这时倘若不及时补充水分，必将形成恶性循环，从而造成高渗性非酮症糖尿病昏迷。所以，糖尿病患者千万不要刻意地控制饮水量（尤其是有多尿症状者），不管有无口渴感，每天的饮水量都不宜少于 2500 毫升。

③老年人患了感冒、泌尿道感染、心绞痛、心肌梗死等疾病时必须及时治疗，并避免使用某些可引起高渗性非酮症糖尿病昏迷的药物，如糖皮质激素、免疫抑制剂、噻嗪类利

尿剂和 β—受体阻滞剂等。

专家提示

凡遇到疑似高血糖导致的昏迷患者，不应再喂糖水或静脉注射高渗葡萄糖。

糖尿病乳酸性酸中毒的防治

乳酸性酸中毒是糖尿病急性并发症之一，病死率非常高。乳酸是糖酵解的中间代谢产物，正常情况下，乳酸有 50％～60％在肝脏内转化为糖原储存起来，有 30％～35％被肾利用。当血乳酸增高，大于 2 毫摩尔/升，血 pH 小于 7.35，又无其他酸中毒原因时，可诊断为乳酸性酸中毒。

（1）乳酸性酸中毒的原因。乳酸性酸中毒的常见原因有两类：一类是由缺氧和休克状态引起的，如休克有心肌梗死、心力衰竭、严重创伤、出血感染等引起的心源性、感染性、失血失水性休克等，缺氧窒息有一氧化碳中毒、肺栓塞和梗死，急性胰腺炎伴休克；另一类是在无缺氧及休克状态下引起的，常因为药物如双胍类降糖药，尤其是苯乙双胍引起者比较多见且严重。另外乙醇、甲醇、木糖醇、山梨醇、果糖、对乙酰氨基酚、水杨酸盐、链脲佐菌素、儿茶酚胺类、氰化物类、异烟肼、乙烯乙二醇均可引起乳酸性酸中毒。系统性疾病、糖尿病酮症酸中毒可伴发本症，肝病、肾衰尿毒症、恶性肿瘤、白血病、严重感染伴败血症、惊厥、贫血、饥饿均可引起本症。遗传性疾病、葡萄糖－6－磷酸脱氢酶缺乏、果糖 1，6－二氧酸酶缺乏、丙酮酸羧化酶缺乏、丙酮酸脱氢酶缺乏、氧化磷酸化缺乏也可引起本症。

（2）乳酸性酸中毒的治疗。要治疗乳酸性酸中毒，可按下面的步骤进行：

除去诱发因素：立即停用双胍类降糖药来纠正器官功能，改善缺氧状态，积极抗感染。

纠正酸中毒：输入 1.3％碳酸氢钠溶液 100～150 毫升，输入量视血 pH 情况而定，同时应补充生理盐水以纠正脱水。

胰岛素治疗：血糖＞17 毫摩尔/升，每 2～4 小时静点 4～6 单位的胰岛素；血糖＜11 毫摩尔/升，在静脉滴入胰岛素的同时输入 5％葡萄糖液，以防止发生低血糖。

纠正电解质紊乱：特别在应用胰岛素的情况下，更应注意补钾。

血压下降，给予升压药时，宜用多巴胺、间羟胺等对血液微循环和肾血流量影响小的药物。

（3）乳酸性酸中毒的预防。由于乳酸性酸中毒的病死率非常高，因此要加强预防，其预防措施如下：凡有肝肾功能不全者最好不用双胍类降糖药，发生糖尿病性心脏病时易引发心衰，肾循环障碍也可影响双胍类药物的排泄，故宜慎用；避免使用乙醇、甲醇、木糖醇、水杨酸盐、异烟肼等药物，慎用普萘洛尔等药物；尽量不用果糖、山梨醇，而采用葡萄糖；凡有休克、缺氧、肝肾衰竭状态酸中毒者，应以纠正缺氧、缺血、休克为基本措施，避免本症的发生。

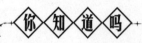

糖尿病患者为了防止出现乳酸性酸中毒，一定要戒酒、戒烟，并注意控制饮食。

你知道吗

糖尿病患者发生乳酸性酸中毒的原因

为什么糖尿病患者易发生乳酸性酸中毒呢？原来糖尿病患者存在糖代谢障碍，导致丙酮酸氧化障碍及乳酸代谢缺陷，平时即存在高乳酸血症。糖尿病急性并发症如感染、酮症酸中毒等，可造成乳酸堆积，诱发乳酸性酸中毒。糖尿病慢性并发症如合并心、肝、肾脏疾病，会使糖化血红蛋白水平增高，造成组织器官缺氧，引起乳酸生成增加；肝肾功能障碍又可影响乳酸的代谢、转化及排出，进而导致乳酸性酸中毒。

糖尿病足的防治方法

糖尿病足的治疗应以预防为主，那么，我们应该怎样进行预防呢？

（1）每天仔细检查足部情况。

每天睡觉前，糖尿病足患者必须要检查足部，看有没有受伤。最好请家人帮忙查找，看有没有伤口，一点细小的损伤也不能放过。如果患者独居，就要准备一块镜子，每天照着看，包括脚背、脚底、脚趾，都要检查清楚；同时应仔细观察皮肤的颜色、温度、湿度，检查有没有水肿、皮损、疼痛及血管搏动、感觉、运动、反射情况以及水泡、皮裂、磨伤、鸡眼、胼胝、足癣、甲沟炎等，若发现应及时处理及治疗。

（2）保持足部卫生。

洗脚非常重要，每晚用温水（39℃～40℃）及软皂洗脚，水温不能太高，以免烫伤皮肤。泡脚时间也不宜过长，不要超过 10 分钟。洗完后用柔软、吸水力强的毛巾擦干脚趾缝。

（3）足部皮肤保持滋润。

患者每天要涂抹羊脂油类润滑剂充分滋润双脚，并轻柔地按摩皮肤。患者如果是汗脚，出汗过多也容易引起真菌感染，建议在洗脚时用医用酒精擦拭脚趾缝，还可以在洗脚水中加少量醋，因为酸性环境不利于真菌生长。

（4）选择合适的鞋袜。

糖尿病患者的鞋应宽大、舒适、合脚，使足趾在鞋内能完全伸直，并稍可活动，鞋的透气性要好，以布鞋为佳；不宜穿尖头鞋、高跟鞋、暴露足趾和露足跟的凉鞋，切忌赤足走路或穿拖鞋外出，不要光脚穿鞋；提倡穿棉线袜子，袜子要软、合脚，袜子尖部不要过紧，不穿松紧口袜子，不穿有洞或修补不平的袜子；不宜穿着不透风的尼龙涤纶袜；汗多者应多准备几双鞋、袜以备更换，以便保持鞋内干燥，不宜使用爽身粉吸水，以防毛孔堵塞而感染；穿鞋前应检查鞋内有无沙石粒、钉子等杂物，以免脚底出现破溃。

（5）控制体重、血糖、血压和血脂。

积极治疗糖尿病时，应严格控制体重、血糖；合理分配饮食，严格控制高血脂及各种导致早期动脉粥样硬化的因素。

（6）避免肢端皮肤受损。

即使肢端皮肤轻微受损也可导致严重坏疽。不贴有损皮肤的胶布，严禁使用强烈的消毒药如碘酒、苯酚等，脚趾甲也不宜剪得太短，应与脚趾相齐。去除老皮时要以柔软的刷子或细致的浮石、海绵轻轻地擦洗。避免烫伤，勿用太热的水泡脚或用其他的足部保暖装置。

（7）坚持适当的足部运动。

糖尿病患者应坚持每日运动，如每天坚持小腿和足部运动 30～60 分钟或轻轻按摩足部及小腿，可改善局部血液循环，防止肢端坏疽。

（8）不良的生活习惯一定要改掉。

糖尿病患者应绝对禁止吸烟、喝酒，这样做对防止血管和神经病变非常有益。

专家提示

足部变形的糖尿病患者可选择穿特制的保护鞋，这种量身订制的保护鞋可有效分散皮肤易损点的压力，预防糖尿病足的发生。

糖尿病患者克服性障碍的方法

研究表明 80％～90％的糖尿病患者往往会伴随不同程度的性功能下降，其中男性多表现为勃起障碍（ED），女性多表现为性欲冷淡。

男性糖尿病患者阳痿的症状会随病情的加重而逐渐加重。患者最初有正常性欲，可以射精并存在性高潮，仅有阴茎勃起不坚的症状。随着糖尿病病程的延长，可逐渐发展成完全性阳痿。1％～2％的糖尿病患者会发生逆行射精，即性高潮时精液不从尿道外口射出，而是逆流到膀胱，这与患者支配膀胱颈的植物神经受损有关，是由射精时本应处于闭合状态的膀胱颈变为开放状态而导致的。

女性糖尿病患者早期时性欲正常，性兴奋阶段阴道润滑度也很正常，但性高潮丧失者较多见。病程长者由于神经病变严重，加之阴道干燥，容易发生阴道炎等妇科炎症，可导致性交困难。

需要指出的是性生活过程不会加重糖尿病患者的病情。但当糖尿病出现严重并发症时，健康的配偶要谅解患者，不能勉强行事，否则有可能产生不良后果。

糖尿病患者可以进行正常的性生活，但已有较重并发症，尤其是心、脑、肾受到损害的患者，性生活不宜过度，情绪不宜激动。

糖尿病患者的性生活要根据个人的情况而定，病情轻的，年龄小的，性欲正常的，可以过正常的性生活，但要节制；病情重一些的，年龄大一些的，虽有性的要求，也要比正常人减少 2/3，而且要改变性生活的方式，适可而止。不但要避免动作激烈的性交，而且应把性生活的重点放在爱抚上面。

对发生性功能障碍的患者，可以采取综合治疗的方法：一是心理调节，比如克服悲观情绪，树立信心；消除焦虑、紧张造成的精神负担，使他们从精神到肉体都得到放松，保持心情愉快，对克服性功能障碍均有帮助。二是食物调治，提高机体的抗病能力。平时可结合糖尿病患者的饮食适当多食海虾、麻雀肉、泥鳅、黄花鱼、甲鱼、兔肉、韭菜、驴肉、核桃、芝麻、黑豆等，以帮助改善患者的性功能。

专家提示

爱人的支持对有糖尿病性功能障碍的人来说非常重要。因此，爱人要经常鼓励他们，支持他们积极地进行治疗。

防治糖尿病肾病的成功之路

糖尿病肾病是糖尿病并发症之一，其危害非常大。如何有效防止糖尿病肾病病情的进一步恶化，是许多患者关注的焦点，下面就介绍几种能有效控制糖尿病肾病的方法。

（1）控制血糖。

患者从患糖尿病起就应积极控制血糖，而且一定要使血糖严格达标。因为血糖控制得越理想，患糖尿病肾病的概率就越低。血糖的达标值为：空腹血糖＜6.1 毫摩尔/升，餐后血糖＜8.0 毫摩尔/升，糖化血红蛋白＜6.5％。年龄大的特殊人群可适当放宽标准。

（2）控制血压。

积极控制血压，使其严格达标。因此患者要少盐饮食，适当锻炼，积极补钙。血压已高者要在医生指导下坚持服用降压药。血压的达标值为：无肾损害及尿蛋白＜1.0 克/天者，血压应控制在＜130/80 毫米汞柱；尿蛋白＞1.0 克/天者，血压应控制在＜125/75 毫米汞柱。

（3）控制血脂。

低密度脂蛋白、胆固醇增高也是引发肾病的危险因素。因此有血脂紊乱者，还应进行调脂治疗。血脂的达标值为：总胆固醇＜4.5 毫摩尔/升，低密度脂蛋白＜2.6 毫摩尔/升，高密度脂蛋白＞1.1 毫摩尔/升，甘油三酯＜1.5 毫摩尔/升。

（4）定期体检。

糖尿病肾病是无声的"杀手"，其早期无任何症状，因此患者必须坚持定期体检，其中特别要检查尿微量白蛋白。需提醒的是：2 型糖尿病确诊时，即应行尿微量白蛋白筛查；1 型糖尿病患者发病 5 年后可开始进行筛查。凡初次筛查未发现微量白蛋白尿者，以后每年都应进行一次检查。

（5）药物治疗。

一旦出现微量白蛋白尿，不管有无高血压，都要在医生指导下服用血管紧张素转换酶抑制剂或血管紧张素受体阻滞剂类药物。这些药物不仅能降血压，还能减少尿白蛋白，延缓肾受损的进展。

（6）合理膳食。

限制蛋白质摄入量是延缓糖尿病肾病发展的重要手段，且应根据肾病发展的不同阶段采取不同限量；少盐饮食可帮助控制血压和水肿；补充铁质、钙质有助于肾脏的恢复。

（7）戒烟。

吸烟会使肾功能加速下降。吸烟的糖尿病患者肾功能衰退速度比不吸烟患者快得多。因此，您如果有吸烟习惯，从现在开始就要立即戒掉。

（8）防治泌尿系统感染。

糖尿病患者易发生泌尿系统感染。发生泌尿系统感染后要立即进行正规的抗生素治疗，以免使原本已受损的肾脏"雪上加霜"。

（9）避免使用损伤肾脏的药物。

有些药物会损害肾功能，如以肾脏排泄为主的药物，肾功能不全者不宜服用。因此，糖尿病患者服药前一定要阅读说明书或向医生咨询。

（10）透析和肾移植。

当肾出现衰竭后，患者须遵从医生建议，及时透析或进行肾移植，仍可重获健康生活。

专家提示

为了预防糖尿病肾病，糖尿病患者还要注意增加饮水量，防止尿路感染，减少肾盂肾炎的发生率。可多喝白开水、淡茶水，最好是多喝绿茶。养成良好的卫生习惯，勤清洗，尤其是女性，应做到每天更换内裤，减少发生尿路感染的概率。

糖尿病患者夜间低血糖的急救措施

老年糖尿病患者多患 2 型糖尿病，2 型糖尿病患者夜间发生低血糖的主要原因有下面几种：

（1）患者在家使用胰岛素不规范，对长效和短效胰岛素的剂量和维持时间掌握得不是很好。

（2）进食的晚餐较少，晚饭后活动过多又未补充食物。

（3）大便次数多，以致营养物质丢失增加。

老年糖尿病患者夜间发生低血糖多在熟睡时，时间一般在凌晨 1～3 点钟，主要症状为头晕、出汗多、全身发抖，甚至手脚抽搐或昏迷，如不及时抢救就会危及生命。

当糖尿病患者出现低血糖时，家属首先要冷静，给患者吃些糖果或喝适量 25％ 葡萄糖水，同时应快速检测患者的血糖，做到心中有数。经过处理后，多数患者低血糖症状可自行缓解，有条件者也可在床边静脉注射 25％～50％ 葡萄糖 20～30 毫升，以快速纠正低血糖的严重症状，然后急送附近医院做进一步的治疗。

专家提示

家中如有糖尿病患者，一定要备有快速血糖检测仪，身边放有含糖食物，单独外出时应随身带上医疗急救卡和果糖、开水及饼干等食物，以便应急。

第 4 章

重视生活细节，远离糖尿病

目前大多数糖尿病患者只重视糖尿病的饮食治疗和药物治疗，往往忽视了日常生活中的护理问题。其实生活中的很多细节往往会成为影响糖尿病防治的重要因素，不容忽视。因此，要想做好糖尿病及其并发症的防治，一定要重视生活细节。

健康测试

你属于易胖体质吗

肥胖是糖尿病发生、发展的重要危险因素之一。防治糖尿病，应控制好自己的体重。你容易长胖吗？不妨做个自我检测吧。

你具备以下哪几个特征，在符合自己情况的选项上打"√"。

(1) 经常有口干舌燥的感觉。

(2) 尿液少而且颜色偏黄。

(3) 经常发生便秘，粪便又干又硬。

(4) 极怕热，身体温度偏高。

(5) 身体常出现水肿的现象。

(6) 喜欢喝冷饮。

(7) 脸色发红，或经常出现面红耳赤的情形。

(8) 肌肉结实肥厚。

测试结果

以上8个特征中，如果打"√"选项超过3个，说明你是易胖体质，患糖尿病的概率可能会大一些；打"√"的数目越多，表示你身体的易胖因子越多，也说明你越容易患糖尿病；如果打"√"的数目在3个以下，说明你属于易瘦体质，不用担心发胖的问题。

糖尿病患者春季的护理方法

对糖尿病患者而言，春季是危险的季节，极易感染各种疾病。这是因为血糖高会使病毒、细菌更易繁殖；而且糖尿病患者的白细胞杀菌能力有所减弱，免疫力有所下降，稍不注意便会诱发感染，发生新病或者旧病复发。因此，糖尿病患者一定要做好春季的护理工作。

（1）遵循"春捂秋冻"的原则。春季糖尿病患者抵抗力弱，特别容易受凉感冒，引起感染，从而使血糖控制难度加大，病情加重。因此在春季，糖尿病患者不能突然骤减衣服，应时刻注意保暖，顺应气候，捂得适当，才能预防寒气入侵。

（2）做体检。一年之计在于春，糖尿病患者也应进行体检，对身体情况做个盘点。医生建议，糖尿病患者可在春季检查糖化血红蛋白、血脂、血压，以便对自己的身体有一个全方位的了解。

（3）注意饮食。中医认为糖尿病患者春季饮食宜"省酸增甘以养脾气"，也就是说，如多食酸性食物会使肝火偏亢，损伤脾胃，故应多食富含优质蛋白质、维生素、微量元素的食物，如瘦肉、禽、蛋、新鲜蔬菜、水果等，以养阳敛阴，养肝护脾，防止各种维生素缺乏症的发生。

（4）不能忽视脚部的护理。糖尿病患者大多有血管病变和神经病变。春季天气转暖，很多平时脚汗较多的患者足部皮肤容易发生破损或溃疡，经久不愈会形成糖尿病足，这是糖尿病常见的并发症，是一种损及神经、血管、皮肤，甚至骨骼并致其坏死的慢性进行性病变。它会继发感染，严重的还会发展为坏疽，导致截肢。因此，糖尿病患者在春天应穿宽松的棉袜和布鞋，趾甲不宜剪得过短，经常检查足部情况，如发现有水泡、皮裂、磨伤、甲沟炎等症状，应及时治疗。

专家提示

春季时，糖尿病患者可以多吃下面这几种蔬菜：紫菜，其多糖能显著降低空腹血糖；苦瓜，可用其煎汤或做凉菜，经常食用可明显降低血糖；山药，含有多巴胺、盐酸山药苷、多种氨基酸等物质，对糖尿病有较好的预防和治疗作用；还可多食用胡萝卜、洋葱、大蒜、黑木耳等蔬菜。

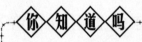

糖尿病患者春季的运动

春季时，糖尿病患者也不能忽视运动。要知道运动是糖尿病治疗的基础方法之一，运动本身有提高胰岛素敏感性、帮助控制血糖、矫正肥胖体形和改善机体各系统的生理功能等作用。患者在医生指导下坚持运动锻炼，能提高工作效率和生活质量，有利于控制糖尿病的发生率，延缓慢性并发症的发生和发展。需要注意的是糖尿病患者锻炼时最好有人陪伴。另外，要保持体液的平衡，每次锻炼前可适当喝水。

糖尿病患者如何安然度夏

夏季气温高，天气炎热，人们出汗较多，水分丢失相对增多，易造成体液代谢的失调，甚至导致中暑。此外，夏季时人的抵抗力会相对减弱，细菌、病毒会乘虚而入，糖尿病患者就更易遭受侵袭了。为了平安度过炎夏，糖尿病患者应注意以下几个方面。

（1）预防腹泻。炎夏，饭菜容易变质，人进食变质食物后容易引发急性胃肠炎，导致呕吐、腹泻等。这对糖尿病患者非常不利，因为感染不但容易引起血糖波动，严重时还可导致糖尿病急性并发症。

（2）科学补水。夏季气温高，出汗多，血液浓缩，会造成血糖升高，尤其糖尿病患者更会觉得口干难耐，此时宜多饮水，以补充体内水分。一般来讲，平时糖尿病患者每天需要补水 800～1000 毫升，夏季可增加到 1500～2000 毫升，以温开水、清茶为宜。需要指出的是糖尿病患者不可贪凉食、冷饮，以免损伤肠胃；也不可饮用含糖饮料，以免引起血糖升高。

（3）监测血糖。夏季血糖容易变化，糖尿病患者要经常监测血糖，尽量使空腹血糖稳定在 4.4～6 毫摩尔/升，餐后血糖稳定在 5.5～8 毫摩尔/升。如不达标，应及时就医，调整治疗方案。

（4）预防中暑。糖尿病合并神经病变的患者体温调节能力较差，容易中暑。特别需要提醒的是，当空腹血糖超过 11 毫摩尔/升时，更易发生中暑。

（5）适量运动。在夏季，糖尿病患者也不能放松运动，要根据病情，量力而行。早晚气温相对较低，可适当运动，如散步、做操、跳舞，尤其是轻松的散步非常有利于糖尿病患者的康复。但需要注意的是，糖尿病患者应避免在过热或过于潮湿的环境中进行运动，也不要做强度过大的运动，在运动的过程中要及时补充水分，以免出现中暑、脱水或低血糖症状。

（6）吃些有利于降糖的食物。夏季，人体会比以往产生更多的有毒物质，因此应多吃有排毒作用的食物，如动物血、大蒜、海带等。另外，可在三餐中留出少许饮食量，放在餐后 2～3 小时进食，使血糖既能满足人体热量需求，又不至于过高。夏季水果多，水果中含有丰富的维生素和微量元素，对提高胰岛素的降糖活性非常有利。糖尿病患者如果血糖控制得当，可在两餐之间，适当进食一些水果，如梨、桃等，西瓜每天可吃 50 克左右。含葡萄糖较多的葡萄、香蕉等应避免食用。

（7）不穿凉鞋。夏季气温高，许多糖尿病患者喜欢穿凉鞋，其实糖尿病患者应选择合适的软底鞋，以免足部皮肤与凉鞋摩擦而破溃。一旦足部皮肤破损，必须要"小题大做"，及时去医院治疗，千万不要自行涂药，以免引发感染。

专家提示

由于夏季天气炎热，失眠、急躁、烦闷和情绪波动可能会影响到糖尿病患者的病情，使血糖升高。血糖的波动又会引起精神紧张，如此恶性循环，容易诱发心脑血管意外症状的发生。因此，夏季时，糖尿病患者更应注意控制情绪，失眠时可用一些镇静安神药品，以保证良好的睡眠。

糖尿病患者秋季要防燥

研究表明，糖尿病患者的血糖波动与季节密切相关。秋季天气干燥，气温多变，糖尿病患者要注意养生和调养。

秋季，糖尿病患者可从以下几个方面进行调养：

（1）注意滋润养阴。

秋季天气干燥，而糖尿病患者多为阴虚燥热的体质，对燥邪更为敏感，所以要注意防燥。秋季饮食应以甘淡滋润为主，梨、柑橘、荸荠、枇杷等秋令水果都有很好的滋阴润肺功效。萝卜、黄瓜、冬瓜、花菜、白菜等应时蔬菜性质寒凉，有生津润燥、清热通便之功，其所含的维生素 C、维生素 B 及无机盐、纤维素可改善燥气对人体造成的不良影响。开水、牛奶、果汁饮料等流质可少量多饮，能起到养阴润燥作用。秋季应少吃生冷、辛辣、油炸、火烤的食物，如葱、姜、蒜、烤羊肉、炸鸡腿等，以免伤津耗液，加重秋燥的各种症候。

（2）注意起居规律。

传统医学认为："秋三月，天气以急，地气以明。早卧早起，与鸡俱兴。"这是顺应秋季养生之道的起居方式。秋天阳气逐渐收敛，阴气逐渐增长，糖尿病患者应根据四季阴阳变化，早睡早起，起居要规律。需要指出的是，初秋天气变化无常，而糖尿病患者免疫力低下，最易感冒，特别是老年患者应及时增减衣服，谨防感冒。

（3）保持快乐的心情。

深秋凋零的景象，容易使糖尿病患者情绪不稳，导致血糖出现波动。我国古代医书《素问》中说："秋三月，使志安宁，以缓秋刑；收敛神气，使秋气平；无外其志，使肺气清。"即心情要保持安宁，切忌暴躁易怒，注意收敛神气。这时，患者可通过参加一些适合自己的活动，如品茗、下棋、练书法、吟诗诵词、赏花、绘画等怡情养性，保持心情愉悦，以利于血糖稳定。

专家提示

糖尿病患者若能做到饮食、起居、情志、运动顺应秋时，就能有效地控制血糖，减少并发症的发生和发展。

糖尿病患者冬季的护理方法

冬季气候寒冷，对糖尿病患者来说是一个非常难熬的季节。之所以这样说，是因为糖尿病患者往往因受凉感冒而使得血糖控制不佳，有的患者还因足冻伤、龟裂而出现感染，甚至坏疽。此外，由于气候寒冷，许多患者不愿外出运动，导致体重增加，血糖、血脂升高。那么，糖尿病患者怎样做才能渡过漫漫长冬呢？

(1) 避免感冒。

一旦患了感冒，肺炎、心脏病常会紧随其后。感染严重时，血糖也会"凑热闹"，甚至引发酮症酸中毒，危及患者生命。为了在冬天避免感冒，糖尿病患者可从秋天起进行御寒锻炼，如坚持用冷水洗脸，经常进行脸部、耳部的按摩等；适时增减衣服，不要过早穿上厚棉衣，以免稍一活动就出汗，这样更容易感冒；注射流感疫苗对预防感冒也很有效；可以用无花果、罗汉果和金银花等泡水代茶饮；饮食宜清淡，避免辛辣食物；每天饮水不少于 1500 毫升。

(2) 坚持运动。

即使在寒冷的冬天，糖尿病患者也不能忽视运动的重要性。锻炼时，患者应戴上手套、帽子，穿上保暖性能好的棉质运动服、舒适的运动鞋。每次运动时间以 20～30 分钟为宜，每天两次，散步、慢跑、踢毽子、打羽毛球皆可。

(3) 牢记冬季饮食要点。

对糖尿病患者而言，冬天的饮食宜清淡，同时应注意膳食均衡，主食和蔬菜要多样化，粗粮和大米、白面要搭配食用，精菜和野菜也要交替食用。当对血糖的控制令人基本满意时，可在两餐之间吃少量的低糖水果，如猕猴桃、苹果等，每次不可超过 200 克，同时应减少 25 克主食。

(4) 注重冬季护肤。

在干冷的冬天，许多糖尿病患者的手脚皮肤会干裂，到了晚上又痒又痛。还有的患者没有注意足部保暖，出现了冻伤。对糖尿病患者而言，皮肤的任何一点破损都可能导致严重感染，甚至一发不可收拾。因此，皮肤保护应成为每位患者必须重视的任务。比如做家务时，最好戴上橡胶手套；平时用肥皂洗手后，应涂抹适量润肤油；老年患者每周洗两三次澡就可以了，每次 10～15 分钟，沐浴液应选择温和滋润型的，尽量少用肥皂，也不要用粗糙的浴巾使劲搓皮肤。

专家提示

冬季为了控制饮食，糖尿病患者可用白菜、豆腐、木耳、蘑菇、肉类做成沙锅菜，味道也很好。在肉类的选择上，以白色的鱼肉、鸡肉为好，也可选择少量猪肉、牛肉或羊肉。

给糖尿病患者的三点忠告

有些老年糖尿病患者除血糖偏高外，还常伴有血脂偏高、肾脏并发症等问题。下面是糖尿病专家给这类糖尿病患者的三点忠告：

（1）少油少脂。

血脂偏高的糖尿病患者应先检查自己的一日三餐，一些会使血压、脂肪上升的食物，如肥肉、五花肉、猪油、猪皮、鸡鸭皮、动物内脏、蟹黄、鱼卵、蹄，或者油炸、油煎食物等，应避免食用，至少要控制好进食量。可多吃鱼肉，因为大部分的鱼肉所含脂肪量比猪、牛、羊肉少。烹调时，也应避免使用动物油、奶油、椰子油、棕榈油或含油高汤，尽量用菜油、色拉油或茶油。日常饮食应以清淡为主。如果糖尿病患者并发肾脏病变，出现蛋白尿、少尿、电解质不正常、高血压、水肿等症状时，饮食上应限制蛋白质的摄取，并且要注意食用的蛋白质品质是否合格，每天食入的蛋白质应至少有 2/3 是来自优质动物性蛋白，如肉类、蛋、奶类，其余 1/3 由黄豆制品、米饭、蔬菜供应。若需要限制磷的摄入，应避免食用各类奶制品、蛋黄、内脏、汽水、可乐、坚果类、全谷类等食物；肉食宜白水煮熟后烹饪，以帮助脱磷。

（2）低盐、低糖、高纤维。

糖尿病肾病患者同时应避免摄取过多的钠盐，以免造成水潴留，加重水肿，每日食盐量应不超过 5 克。含钠盐较高的食物是：调味料有豆瓣酱、辣椒酱、蚝油；腌制品有酱菜、酱瓜、腌菜、泡菜、榨菜、咸菜、雪里红；加工食品有肉松、肉干、火腿、腊肉、咸蛋、卤味、香肠等。另外，糖尿病患者应少食含糖高的食物，多食高纤维食物，如蔬菜、水果、燕麦、豆类等，它们富含纤维、类黄酮素、抗氧化维生素等，具有保护心血管的作用，对辅治糖尿病非常有益。但当血钾过高时，为减少钾的摄取，应避免生食蔬菜；咖啡、浓茶也应避免饮用。

（3）控制体重，多运动。

糖尿病患者大多存在肥胖的问题。肥胖者应积极减肥，因为肥胖不单只是身材的问题，还可能带来健康上的隐忧。

适当控制热量及做有氧运动，可有效摆脱肥胖的困扰，并且有助于血脂正常化，提高胰岛素的敏感性，但运动过程中要预防低血糖。

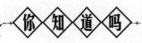

生活中，糖尿病患者应远离空调，使用电风扇与电热褥时也应该谨慎。

你知道吗

肥胖病、高血压病、高脂血症与糖尿病的关系

科学研究表明，在肥胖病、高血压病、高脂血症和糖尿病这几种疾病中，患有其中一种疾病者，患其他疾病的概率会增大很多，因此有人将肥胖病、高血压病、高脂血症和糖尿病看作是四个"难兄难弟"。医学上，将以胰岛素抵抗为病理基础的多代谢症候群，包括肥胖、高血糖、高血压、高脂血症、高尿酸血症、脂肪肝等称为代谢综合征。其中，甘油三酯增高、向心性肥胖和糖耐量低下构成了三大危险因素，并已明确是糖尿病和心脏病的先兆。在血糖正常的人群中，10％的成年女性、15％的成年男性有代谢综合征表现。研究明确表明，临床上已经诊断的 2 型糖尿病仅是浮出水面的冰山一角，更大的隐患在于包括肥

胖、高血脂、高血压等在内的代谢综合征。代谢综合征所伴有的每个危险因子都具有独立的作用，合并在一起可产生协同放大的效果。因此，对于上述四种慢性疾病的治疗，必须超越传统的单纯降糖降脂等措施，而应基于对代谢综合征的整体治疗，将防御线进一步前移，强调早期干预，以延缓糖尿病、心血管病等的发生和发展。

糖尿病患者的衣着有讲究

糖尿病患者的衣着应以舒适、保暖、透气性好、穿脱方便为主，不能一味地贪图"风度""时髦"。冬季，由于体内血管收缩明显，如果女士穿紧身衣裙，男士穿西装、打领带，势必会加重体内血液循环的不畅；夏季，由于体内血管舒张，如果女士仍着透气性差的紧身衣、牛仔裤，男士也依旧长衣、长裤，一定会导致出汗较多，使体内缺水加重，导致皮肤更加干燥。此外，患者也许还在坚持体育锻炼（运动疗法），由于体质较差，稍一运动就会出汗，如果穿着不适（穿得过多、衣服透气性差、穿脱不便），就很可能达不到锻炼的目的，反而加重了病情。

从衣着的角度养治糖尿病，做起来既容易又不容易，就看患者是否重视。比如，患者打算到医院复查，在秋季早晚温差较大，清晨出门时，需要多加一件外套，最好带上一瓶凉开水；中午气温升高时，应及时补充水分，而且炎热的夏季难免出汗，尤其应注意贴身的衣服要透气、吸汗等。如果穿化纤面料的衣服，既不透气，使身体不能很好地散热，导致出汗更多，也不吸汗，汗水只能附着在面料的表面（在衣服内面，临近身体皮肤的一侧），冰凉的汗水再贴到身体时，会使正在散热的皮肤不能适应，很容易感冒。这些看起来似乎都是生活中的琐碎细节，但它们能保证患者良好的生活质量，所以不能忽视。

专家提示

老年糖尿病患者不宜总穿布鞋。尽管布鞋的优点是柔软、轻便、价廉，可就因为它太软，针、石子等极容易扎破鞋底，使脚部受到感染。

糖尿病患者日常生活 10 宜

在日常生活中，糖尿病患者宜做到下面这 10 点：

（1）宜心态平衡。当人处于心态失衡状态时，植物神经功能会发生紊乱，内分泌失调，交感神经会高度紧张和兴奋。而在大脑的调控下，机体为调节各种刺激，会使肾上腺分泌更多的肾上腺素，使得儿茶酚胺等激素释放入血液中，以满足大脑调度兴奋和肌肉能量的需要。此外，这些激素还可间接地抑制胰岛素的分泌、释放，以提高血中葡萄糖的含量来满足机体应付紧急状态的需要。如果这种不良心理因素长时期存在，很容易引起胰岛 β 细胞出现功能障碍，从而使胰岛素分泌不足成为一种定势，进而导致糖尿病或加重病情。

（2）宜保持健康情绪。一般来说，人的身心是相互影响、密切联系的统一体，健康的情绪能加速消除疲劳，而消极的情绪则只能让人身心疲惫。现代医学研究证实，心理因素影响糖尿病的物质基础是肾上腺素。过度焦虑、脾气暴躁的患者，其血液中的肾上腺素含量较高，易引起血糖升高；同时也使血小板功能亢进，易造成小血管栓塞，从而诱发各种并发症。同时，情绪波动能够引起交感神经兴奋，促使肝脏中的糖原释放并进入血液，从而使血糖水平升高，导致糖尿病患者病情加重或治疗效果降低。因此，糖尿病患者必须注意控制情绪，时刻保持情绪稳定。在使用药物治疗的同时，应加强心理治疗。

（3）宜适量饮水。适量的饮水对糖尿病有好处，主要表现为以下几个方面：喝水有利于体内代谢毒物的排泄；喝水有预防糖尿病酮症酸中毒的作用，酮症酸中毒时更应大量饮水；喝水可改善血液循环，帮助老年患者预防脑血栓的发生；严重肾功能障碍患者出现尿少、水肿症状时，要适当控制饮水。

（4）宜灵活加餐。灵活加餐是一门很大的学问，对防止糖尿病患者的低血糖反应十分重要，尤其是皮下注射胰岛素的患者。适当而科学地加餐能使病情得到稳定，减少药物的用量，有效防止血糖出现大幅度的波动。临床上经常见到一些注射胰岛素的患者晚上睡觉前尿糖呈阴性，早晨起床时空腹尿糖反而呈阳性。经进一步观察发现，他们中除少数患者属黎明现象外，多数患者属夜间低血糖引起的晨起高血糖。对于这种现象，患者可以在晚间适当加食一些品种丰富的食物，除了主食之外，最好配备一些含优质蛋白质的食物，如鸡蛋、瘦肉、鱼虾等，因为这些食物中所含的蛋白质转变成葡萄糖的速度较其他食物缓慢而持久，这样一来，患者的晨起血糖就容易控制。还有一些糖尿病患者病情极不稳定，常有心悸、手颤、多汗、饥饿等低血糖反应；当出现这些反应时，应立即吃1块糖或一小块馒头，以缓解病情发作。同时，发作前如能少量进餐，常可使血糖保持在相对稳定的状态，预防低血糖反应的发生。

（5）宜讲究饮食卫生。糖尿病本身就是一种代谢性疾病，所以，患者在饮食方面特别要注意食品卫生，防止食品污染和有害因素对代谢功能造成进一步的损害，把好"病从口入"这一关。

（6）宜饮茶水。喝茶有提神、健脑、利尿、降压、降脂等多种功效，但睡前最好不要喝过多的茶，以免影响睡眠。

（7）宜适量吃海鱼。鱼肉中含有的一种脂肪酸具有保护心脏的作用，它不仅可以降低血黏度，而且还可以降低心律不齐和动脉硬化发生的概率。鱼油还可以减轻关节疼痛，并有健脑功效。

（8）宜适当爬山。爬山可以提高腰腿部的力量、耐力以及身体的协调平衡能力等，并且可以加强心、肺功能，增强抗病能力。在爬山过程中，腿部大肌群参与较规律的运动，且有一定的负荷，这样就可以促进血液循环，使更多的毛细血管张开，加强氧交换，加速新陈代谢，增强人体对胰岛素的敏感性，有利于更好地控制血糖。爬山也应注意如下问题：首先要注意循序渐进，不可突然加大运动量和运动强度；其次要适可而止；另外最好在爬山前少吃一些食物或在饭后 1 小时开始爬山。如在微血管发生病变、大动脉硬化发生病变、血糖不稳定以及在用过胰岛素后药物发挥作用时，还有身体较虚弱时，患者应在医生指导下做一些轻微的运动。

（9）宜定期检查。糖尿病患者的定期检查很重要，这有助于监控病情的发展，为药物的使用和调整提供依据，增加药物的疗效，减少不良反应，使患者及早检查发现并发症并及时进行治疗。

（10）宜保持口腔清洁。糖尿病还会引起口腔疾病。口腔疾病如果控制不好也会使糖尿病病情加重，进而引起牙病，因此糖尿病患者应注意口腔卫生，随时清洁口腔。

专家提示

如果糖尿病患者食用海鱼时饮用大量啤酒，会产生过多的尿酸，从而引发痛风。此外，如果尿酸过多，还会沉积在关节处或软组织中，从而引起关节和软组织发炎，甚至还会引发肾结石和尿毒症。

糖尿病患者日常生活 17 忌

在日常生活中，糖尿病患者应忌做下面这 17 件事：

（1）忌饮酒。所有酒中都含有一定量的酒精，而酒精在体内要由肝脏来进行代谢。糖尿病患者由于糖代谢紊乱，不能像正常人那样在肝脏内贮存葡萄糖，所以肝脏代谢能力较差；糖尿病本身能引起糖尿病性肝病，酒精又会加重肝病变，如引起脂肪肝等，严重时还可导致肝硬化。另外，过量饮酒会导致高血脂，加速糖尿病患者的高血压及动脉硬化的发生和发展；过量饮酒还会抑制肝糖原的分解，引发低血糖并掩盖低血糖症状而对患者造成不利。长期饮酒还可能导致肠道营养物质的吸收出现障碍，造成相应的营养物质及维生素的缺乏，进而导致重症糖尿病的发生。而重症糖尿病可并发有肝胆疾病、心血管并发症等，所以，糖尿病患者应忌饮酒，尤其是正在服用胰岛素和口服降糖药进行药物治疗者，更不宜饮酒。因为酒中含有大量热量，每克酒精能释放出 30 焦热量，如果只忌淀粉而不忌酒的话，血中的糖量同样会急剧上升。还有更重要的是，胰岛素能增强酒精的毒性，如果患者正在服用或注射胰岛素，将更容易引起酒精中毒。

（2）忌吸烟。香烟中的烟碱会直接刺激肾上腺素的分泌，造成血糖的升高。同时，少量的烟碱对中枢神经有兴奋作用，但量大时，作用则相反，可对中枢神经起麻痹和抑制作用。可见，吸烟会使血糖水平升高并能降低胰岛素的敏感性，对胰岛素的分泌产生不良影响，这对糖尿病患者极为不利。所以，糖尿病患者应忌吸烟。

（3）忌心理压力大。生活在快节奏、繁忙的现代社会中，人们常常感觉有许多事情需要做，不得不承受来自各个方面的精神压力，如学习、工作中的竞争，家庭负担等。这些压力对人们既有好处，也有不良影响。不良影响包括两个方面：一是生理反应，如呼吸、心跳加快，血压、血糖升高等，使人感到胸闷、头痛、头晕、疲乏等；二是心理反应，如有的人感到焦虑不安，有的人对既成事实仍表示怀疑，甚至否认它的存在，有的人则表现为恐惧、愤怒等。无论是什么样的压力，都能使人体内的血糖升高，尤其是胰岛功能较差的糖尿病患者血糖升高得更多。

（4）忌高温烹饪。按照中国人的饮食习惯，在烹饪时强调爆炒、油炸等高温烹饪。可是据研究显示：低温、持续时间较短的烹饪方法通常对健康更加有益。因为长时间的高温烹饪极易生成大量的终末糖基化产物，而糖尿病患者身上常见的多种并发症，在很大程度上与体内终末糖基化产物过多有关。同时，由于终末糖基化产物在人体中天然存在，而糖尿病患者本身由于血糖较高，其体内各组织中形成的终末糖基化产物显著高于常人，因此高温烹饪显然对糖尿病患者不利。所以糖尿病患者最好选择低温烹饪的方式，避免引起并发症。

（5）忌轻信保健品。糖尿病患者在良莠不齐的保健品面前要学会辨别真伪，以免使身体健康和经济方面都受到损害。同时，要认识到保健食品和保健品不是药品，不可能有明显的降糖作用，其在糖尿病治疗中的正确定位应该是辅助治疗。如果服用保健品后患者的血糖下降明显，应警惕其里面放有降糖西药，因此，对于一些商家为了推销产品而做的言过其实的宣传，糖尿病患者一定要提高认识，对其所宣称的吃了这种保健食品，就不必控制饮食，不必锻炼身体，而完全达到控制糖尿病的治疗目的，甚至能根治糖尿病等谎言要有所判断，谨防上当受骗。

（6）忌性生活过度。糖尿病对男性患者性功能的影响是由很多因素造成的。糖尿病性阳痿基本上是由于糖尿病性神经病变引起的，这种神经病变导致控制勃起的自主神经脱髓鞘变和髓脂质合成障碍。当然，糖尿病后期可以出现垂体和性腺的病理性改变，使性激素相应减少。另外，血管的硬化，特别是阴茎海绵体内小血管的硬化也可导致阳痿；药物和精神因素也在糖尿病性阳痿中起到了一定的作用。女性糖尿病患者的性问题主要是性高潮缺乏。在病前无性高潮障碍的女性糖尿病患者中，出现性高潮障碍的比例高达 35.2％，其原因与神经受损害、血管病变和血清激素水平变化有关。女性患者还会出现阴道润滑功能下降，造成性交困难。另外，女性糖尿病患者很容易感染阴道炎，这也是糖尿病患者对性生活产生恐惧的原因之一。

虽然患者性功能和性交能力在某种程度上是可以恢复的，但中医认为本病属阴虚之症，任何损阴的行为，都对本病不利，而性行为正是耗阴之首，所以糖尿病患者应节制性生活。

（7）忌食用蜂蜜。蜂蜜是由工蜂采集花蜜酿制而成的，高品质的蜂蜜是极佳的绿色食品；而蜂王浆也有明显的医疗保健作用。两者均具有补中润燥、缓急解毒的作用，其食疗保健效果较好，对治疗一些慢性病，如高血压病、胃及十二指肠溃疡、习惯性便秘等确有一定疗效。那么，糖尿病患者能否吃蜂蜜呢？蜂蜜中的主要成分是碳水化合物（糖类），且含量极高。继续深入分析得出，每百克蜂蜜碳水化合物中葡萄糖约 35 克，果糖约 40 克，蔗糖约 2 克，糊精约 1 克。含量最高的葡萄糖和果糖均为单糖，进入肠道后可直接被吸收入血，使血糖升高，由此可见，蜂蜜的升血糖作用特别明显。从这一点来看，糖尿病患者不能食用蜂蜜。

（8）忌常戴隐形眼镜。隐形眼镜与传统的框架镜比起来，不论是从实用性还是从美观上，都有很多的优点。可是，隐形眼镜长时间置于眼睑内很容易引发角膜溃疡、结膜炎等眼科疾病。对于糖尿病患者来说，常戴隐形眼镜极易引发眼部并发症，所以，糖尿病患者最好少戴隐形眼镜。

（9）忌忽视黎明现象。"黎明现象"是指糖尿病患者在凌晨 3 点左右血糖开始升高，且一直持续到上午 8～9 点才停止升高的现象。黎明现象的发生与患者体内多种内分泌激素有关，如生长激素、糖皮质激素和胰高血糖素等。这些激素与胰岛素之间有相互抑制作用，可使血糖稳定在一定水平，从而保证人体的正常需要。但糖尿病患者的胰岛 β 细胞已受损害，当生长激素和糖皮质激素的分泌在午夜逐渐升高时，糖尿病患者无法分泌足量胰岛素来进行抵抗，因而就会出现黎明时血糖异常升高的现象。因此糖尿病患者要重视黎明现象，并在医生指导下进行降糖药物的调整。

（10）忌频繁使用手机。糖尿病患者应避免频繁地使用手机，以防止身体受到损害而使病情更加恶化。

（11）忌浸泡热水澡。洗浴时温度过高会引起心跳加快，如果患者心脏已有问题（如曾经发生过心绞痛），过快的心率将导致致命的危险。当整个身体都处于过热的环境时，心脏不得不加倍工作以增加皮肤的血流量，通过蒸发和出汗把从水和空气中吸收的多余热量散发掉。研究认为，糖尿病很容易并发心血管系统的自主神经病变。而糖尿病患者在使用高温热水洗澡时，会促使并发症的酶活性上升，从而在糖尿病发病过程中，发生血管收缩及微血管动脉硬化。另外，还可能出现手脚麻木、感觉迟钝等神经障碍，以及肾功能减退、皮肤瘙痒、关节炎、进行性消瘦、四肢无力等多种并发症。因此，糖尿病患者洗浴时应以温水为宜，切忌温度太高而诱发并发症，甚至危及生命。

（12）忌剧烈运动。科学合理的运动对糖尿病患者有百利而无一害，但是过度或剧烈的运动对糖尿病患者又是有害的。实验证明，剧烈运动对糖尿病患者的不良影响主要有：糖尿病合并肾病的患者可使肾脏病变加重；使分解脂肪增加，导致体内酮体生成增多，容易诱发酮症；1型糖尿病患者和重度2型糖尿病患者血糖控制不稳定时，尤其是在反复发生低血糖期间剧烈运动，可使病情进一步加重；另外，剧烈运动还可造成应激状态，使患者升糖激素增加，从而导致血糖升高；中老年患者或糖尿病合并严重血管病变时，剧烈运动可诱发心脑血管意外；糖尿病合并增殖性视网膜病变患者剧烈运动可诱发眼底出血。

（13）忌晨练过度。常有早晨空腹锻炼而致昏厥的糖尿病病例。这是因为早晨气温较低，而糖尿病患者又多有心脑血管并发症，遇冷空气刺激或劳累很容易突然发病。另外，清晨大多数人都是空腹锻炼，这样极易诱发低血糖，甚至引起昏迷。除上述原因之外，清晨空气污染在一天之中最为严重，尤其是有浓雾的早晨。早晨锻炼时，若患者呼吸加深加快，污物、灰尘、细菌很容易经呼吸道进入人体内，而糖尿病患者抗病能力较差，极易造成肺、气管感染从而加重病情。同时清晨花草、树丛释放氧气不多，二氧化碳浓度反而较白天还要高，这是夜间绿色植物摄取氧气、释放二氧化碳的结果。因此，糖尿病患者最好在下午或傍晚进行锻炼。但也因人、因情况而异，如有些人养成晨练规律，只要不太早，不过度，不致低血糖，也不一定非要改变锻炼时间。

（14）忌盲目选择非处方药。糖尿病患者如果同时又患有其他疾病，到医院就医时，专业医师应为患者的综合用药把关。但患者如果不去医院就医，而直接到药店购买非处方药，就更应注意药物的选择。剂型选择：患者需要严格控制糖的摄入，当选择非处方药物的时候，首先应该仔细阅读药物成分说明，搞清药物的含糖量，选择无糖剂型。任何一种药物都会有副作用，只不过大小不同，因此在购买非处方药物时，对其注意事项一定要多加关注。首先要仔细阅读药品说明书，搞清药物的化学成分。非处方药物安全性相对较高，但并不是说就没有副作用，如果需要长时间服用非处方药物，就应先与自己服用的糖尿病药物进行对比，如果两者的副作用有相似之处，两种药放在一起吃，很可能使副作用增大，这时候要么选择其他药物，要么减少非处方药物服用的剂量。总之，要关注非处方药物与糖尿病药物之间的相互作用。例如，解热镇痛药中的阿司匹林，会减弱葡萄糖异生，降低磺脲与血浆蛋白结合，从而降低药物在肝的代谢和肾的排泄中的作用等机制，也就增强了磺脲类的降糖效应，所以，若服用阿司匹林，就应该提防低血糖的发生。

（15）忌突然停药。目前没有彻底治愈糖尿病的特效药物，只能用药来控制病情，使症状减轻。若停止用药，血糖通常又回复升高，而且有可能加重病情。因此，患了糖尿病后需要长期服药，可能也是终身服药，即使感觉病情好转，也不能自作主张，随意停药。

使用胰岛素者，如果突然停药或减量过快可能会诱发高渗性糖尿病昏迷，或产生糖尿病酮症酸中毒，危及生命。因此患者必须按照医嘱要求，坚持服药或用胰岛素治疗；即使在医生指导下短时间停药，也不意味着今后就不用药了，更不能说是彻底治愈糖尿病了。

（16）忌忽视双脚保护。据报道，在糖尿病患者中，有20％的患者是因为足部感染及其他并发症住院的。而糖尿病患者因足部感染而截肢者，占所有非外伤性截肢者的25％～50％。可见糖尿病足是糖尿病并发症中较严重的一种病症，也是截肢的首位原因。糖尿病患者多有血管功能不全及神经病变，易造成脚的局部血液循环障碍、营养障碍和局部感觉迟钝；足部的血液回流差，局部抵抗力降低等，一旦脚碰破或感染足癣，很容易继发化脓性细菌感染，形成经久不愈的慢性溃疡，甚至发生严重感染或坏疽而使得患者被迫截肢。如果足部感染扩散，细菌进入血液还会引起败血症，直接威胁患者的生命。

（17）忌服用膏剂和药酒进补。大多数滋补膏是以蜂蜜和各种胶类药物（如驴皮胶、鹿角胶等）为基本原料。蜂蜜含有多种糖分，服用后会引起血糖波动；而胶类药物摄入后可能会引起糖尿病患者的大便不畅，使消化残渣在肠道滞留时间增加，同时也会引起血糖上升。所以，糖尿病患者要忌服用膏剂，尤其是在冬季，更是要坚持"一通二补"的进补原则。一通是指必须保持消化通畅，减少小肠对糖分的吸收，保持大便通畅；二补是以补阴为主，兼以补气。可对症选用滋肾、生津、清热为主的方剂煎服，如玉泉丸、玉液汤、沙参麦冬汤、左归饮、六味地黄丸等，兼气虚者可适量加人参、黄芪等补气药。另外，糖尿病患者饮酒要严格节制，也不宜服用补酒。因为补酒多为度数较高的白酒浸泡，饮补酒不仅会导致血糖波动，而且会影响降糖药的效果，如服磺脲类药物时饮酒，患者可能会出现心慌、气短、面红等不良反应；注射胰岛素的患者，空腹饮酒极易引起低血压，甚至发生生命危险。

专家提示

在日常生活中，糖尿病患者家属应给予患者情感上的支持，多关心患者，与患者及时沟通，协助患者消除心理障碍。

糖尿病患者出差、旅行时的注意事项

许多糖尿病患者在出差或长途旅行时，由于身体状况与常人不同，应注意下面这五件事情：

（1）评价自身健康状况。在外出差或旅行前，患者要对自身的状况做一个全面的评价，看看自己的身体适不适合外出。评价内容应包括病情控制状况，尤其是血糖、尿酮体、血压的水平以及心脏、肾脏和眼底的状况。

（2）随身携带胰岛素。注射胰岛素的糖尿病患者通常对口服降血糖药物反应不明显，或有明显的肝脏、肾脏功能障碍而不得不接受胰岛素的治疗。对胰岛素的反应，有些患者非常稳定，控制情况良好，并且很少有低血糖症的发生；但是有些患者却不大稳定，不但控制得不理想，并且时常出现血糖过高或过低的现象。由于胰岛素有效时间通常在 24 小时以内，所以注射胰岛素的患者必须每天不间断地注射，否则会导致严重的后果；即使是病情稳定的患者，若一两天不注射，血糖也会上升。因此糖尿病患者出外旅行时，应该随身携带足够注射量的胰岛素。

（3）甜食必不可少。在旅行时，患者必须把握饮食定时定量的原则。最好在平常预定进食时间的 30 分钟前，就找好用餐场所。随身也应携带些干粮，如面包、饼干之类，以备错过吃饭时间时随时补充。吃饭时间不得已需要延迟时，以每延误 1 小时，摄食 20 克食物为原则。如苹果半个、香蕉半条、两块维生素方糖或 6 块全麦饼干等。

还应随身准备 1～2 粒巧克力或糖果，以便在有轻微低血糖症状出现时（肚子饿、流冷汗、四肢无力、头晕、心跳加快等），可派上救急的用场。如果预期当天行程体力消耗比较多，比如说步行参观规模庞大的博物馆或公园，或需要自行爬坡的话，可以在早上出发前，酌情将药量减少 1/4～1/3。另外还有变通的办法，就是参观中途随时吃一点干粮或就近吃一些点心，这些措施都有助于减少低血糖症的发生。

（4）不要忘记带病历卡。出外旅行，最好在皮包内携有糖尿病患者的病历卡、联络电话、目前所使用的药物及使用剂量，以及"一旦有意识障碍，请目击者即送医急诊"的字条。

到国外旅行或出差，还须备一份用英文书写的病历，以便糖尿病患者在旅行中病情恶化时，得到及时诊治。有病历摘要的话，即使被海关关员发现随身携带注射器和胰岛素，也不会被误会为注射麻药或禁药的瘾君子。

上述一些用品，应准备两份。一份随身携带，以免遗失或损坏。不要把胰岛素放在托运的行李箱中，因为高空的温度非常低，胰岛素会因冷冻而受损。另外一份预防行李托运错误，而发生遗失或迟到的情况。

（5）鞋袜要舒适。旅行时走路的时间比平常多，为了确保途中不出问题，绝对不要穿着刚买的新鞋上路；即使要穿新鞋，也应该在旅行前至少两个星期就开始试穿，以便有充分调适的时间。同时，鞋子不要过紧，因为长途坐车或搭机，在无法平躺的情况下，脚部容易发生水肿而增加磨破皮肤的机会。另外，袜子也需要留意，最好是买没有松紧带袜口的袜子，以免阻碍下肢的血液循环。

专家提示

如果去酷热的非洲出差或旅行，就要考虑胰岛素的保存问题。可先与安排行程的旅行社联络，弄清楚当地旅社是否有空调及冰箱。如果在某一个旅社要停留2～3夜，则白天外出时，可将药品放冰箱里。如果一早离开旅社，不再回来，必须随身携带的话，最好放在小冰桶里；若没有小冰桶，可以用潮湿的布料包住胰岛素，凭借水分的蒸发，也可降低温度。

糖尿病患者应定期检查自己的眼睛

糖尿病患者要想保持良好的视力，应定期去眼科检查。不过不同症状的糖尿病患者，其检查内容也不相同。

（1）无眼部并发症的患者。这类人群常常是早期糖尿病或血糖控制较平稳的患者。其糖尿病病程越长，糖尿病视网膜病变的发生概率就越高；视网膜病变的轻重程度还受到患者平时血糖控制情况、血糖波动程度和频率的影响。这些患者应每半年或一年眼科随诊一次。患者可以根据多次血糖和糖化血红蛋白测定的数值来判断自己血糖控制的程度。每一位患者应选择一个条件较好的医院就诊，尽量少变动医院，当然，能有一位较好的医生定期随诊更好。患者如果是第一次到眼科检查，最好做个眼部全面的检查，包括眼底荧光血管造影，以备做正常对照使用。

（2）已有不同程度糖尿病性视网膜病变的患者。早期非增殖期糖尿病性视网膜病变患者应 3～6 个月随诊一次；增殖前期患者应 2～3 个月随诊一次。因为在血糖控制十分满意、平稳的情况下，糖尿病性视网膜病变的发展是极缓慢的，糖尿病性视网膜病变每进展一期可以长达数年到 10 年以上。但是当血糖水平控制不太稳定和不满意的情况下，糖尿病性视网膜病变的发展速度可以十分快，尤其常发生低血糖反应的患者，糖尿病性视网膜病变发展更快，且常伴有严重的玻璃体视网膜并发症，这一类患者随诊时间应缩短至每月一次或更短。

（3）糖尿病性视网膜病变已是严重的增殖前期和增殖期的患者。原则上，这类患者必须即刻做激光全视网膜光凝治疗，应当完成一个疗程的激光治疗，才有可能保留一定的视力而不至于失明。以往文献记载，激光治疗后的糖尿病性视网膜病变的患者，至少有 50％以上可以不失明，并保留程度不等的视力。严重的糖尿病性视网膜病变患者，如不做激光全视网膜光凝治疗，最终均会失明。所以，对于应该进行激光治疗的糖尿病性视网膜病变患者来说，必须克服一切困难，接受和完成激光治疗，这是争取保留和保持一定视力的唯一可靠的途径。

（4）伴有其他眼部并发症必须手术的患者。白内障、玻璃体出血、机化、视网膜脱离等疾病在糖尿病患者中是十分常见的，这些病变会严重影响视网膜的激光治疗，必须经过手术，使屈光间质清亮后才能最终完成激光全视网膜光凝术。术后患者短期内应每周或 1～2 周随诊复查一次，以便及时进行激光治疗。临床常见到一些半途而废的患者，由于未完成激光全视网膜光凝治疗，不来复诊，致使失去治疗时机，最终导致失明。

（5）已经完成了激光全视网膜光凝术疗程的患者。糖尿病性视网膜病变患者完成了激光全视网膜光凝的疗程后，并不是万事大吉，也应定期随诊：开始是 2～3 个月一次；半年后可每半年一次；2 年后可每年一次；5 年后还应不定期长期随诊。而且经过一次疗程的激光全视网膜光凝术后，常可能存在遗漏的地方，即存在未光凝的地方，尤其对于存在白内障、玻璃体混浊或眼底出血的患者，需要随着玻璃体混浊或出血的吸收进行多次激光治疗。激光治疗后，随着眼底病变的恢复过程，会有一些并发症出现，如玻璃体视网膜的纤维增殖、机化牵引、玻璃体出血等，且大部分病变发生在激光治疗后 4～5 年的患者当中。所以，糖尿病患者应终身坚持眼科的随诊。

专家提示

糖尿病患者出现视物模糊、视力减退、夜间视力差、眼前有块状阴影漂浮、双眼的视力范围（视野）缩小等症状时，应及时去眼科检查，尽早发现糖尿病视网膜病变。

糖尿病患者应坚持自我监测

对糖尿病有关指标进行监测是减缓和预防糖尿病及其并发症的有效措施，也是调整治疗方案的依据，更是糖尿病能否有效控制的保证。糖尿病患者进行自我监测，可加深患者对糖尿病有关知识的理解和掌握程度，以便加强自我控制。

糖尿病患者自我监测的内容较多，主要可以选择以下项目进行自我监测并进行记录：

（1）症状。如"三多一少"的情况，即多食、多饮、多尿、消瘦。

（2）身体状况。如自己的体力和精神情况，下肢及皮肤情况等。

（3）血糖。可用便携式血糖测量仪测量血糖。血糖较难控制的 1 型糖尿病患者及胰岛素功能较差的 2 型糖尿病患者测量的次数为每天 4～8 次，具体安排为每日三餐之前及三餐后 2 小时各测一次，睡前测一次，夜间 1～2 小时测一次。也可根据患者病情的需要来定，当病情稳定时，测量的次数可以逐步减少。

（4）尿糖。尿糖测量是间接监测血糖的辅助替代方法，好处是简单、便宜、无损害。

（5）血脂。目前便携式血脂测量仪已在市场供应，但较为昂贵。血脂自我监测可包括总胆固醇、甘油三酯、高密度脂蛋白胆固醇及低密度脂蛋白胆固醇四项，应空腹检查，患者一般都在医院进行。

（6）体重。以体重指数法或者腰围测量法来监测自己的体重变化。

（7）血压。血压是血液流经血管时产生的压力，高血压指的就是血液的压力升高超过正常水平。正常血压水平值是小于 140/90 毫米汞柱。糖尿病患者比较理想的血压水平是控制在 130/80 毫米汞柱以下。

专家提示

进行自我监测时，糖尿病患者可以让家人来帮助自己，而且一定要坚持长期做，不能半途而废。

老年糖尿病患者避免摔倒的预防措施

老年糖尿病患者，日常生活中应预防摔倒，否则极易发生骨折，甚至引发心脑血管病、感染等严重问题，继而威胁生命。

那么，老年糖尿病患者在生活中怎样预防摔倒呢？

（1）动作要慢一些。

糖尿病患者自主神经病变发生率很高，极易引起体位性低血压。当患者从坐着、躺着、蹲着突然站起来时，会因脑供血不足而晕厥。因此，老年糖尿病患者动作要比一般人慢半拍，起立的动作要分解成先坐起，暂停几秒，然后再站立。上厕所要选择那些有把手的地方，选择座厕而不是蹲厕，起身也要缓慢。

（2）走平坦的路。

从安全角度出发，老年糖尿病患者，特别是并发脑血管病或较胖的患者，要选择在平坦的路面上行走。另外，不要在天不亮时行走或锻炼，更不要走不熟悉的路段。

（3）选择好运动时间。

老年糖尿病患者要根据身体情况选择运动时间。为了避免低血糖，最好在餐后活动。感觉十分疲乏或出现低血糖时就应暂停锻炼，因为发生低血糖时患者也会晕厥。出现严重眼底出血时，也应避免大运动量的锻炼。当患者出现一时性的眼前黑，一侧肢体无力，言语不清时，极可能是过性脑供血不足，此时需要及时进行检查和治疗。

（4）和伙伴一起运动。

老年糖尿病患者最好结伴一起运动，互相照应。当患者感觉头晕目眩、站立不稳时，旁边有人帮扶一把，能更好地防止摔倒。

专家提示

据统计，糖尿病患者中 1/3 的人有骨质疏松症，容易引起椎体压缩性骨折、髋骨或股骨颈骨折等。骨折后可出现肢体畸形、不正常假关节活动、骨擦感或骨擦音等。老年糖尿病患者摔倒后，骨折可疑者一律按骨折处理：应让其安静、保暖、止血、止痛、防止休克；将伤处用纱布、绷带包扎起来，然后就地固定；疑为脊柱骨折时，应保持患者躯干不动，尤其应避免一切脊柱活动，严禁一人抱头、另一个人抬脚等不协调的动作。固定完毕后应立即将患者送至医院。

第5章

饮食得当，糖尿病吃对不发愁

饮食治疗是糖尿病治疗中最重要的环节之一，要想控制好糖尿病，就要管住自己的嘴，合理摄入各种营养素。无论患者病情轻重，有无并发症，是否用药，都应严格控制自己的饮食。

健康测试

糖尿病患者，你的饮食合理吗

饮食控制是糖尿病治疗的基础，饮食是否合理将关系到糖尿病患者能否健康。下面，我们就来测试一下，看看你的饮食是否合理。

根据自己的实际情况回答下面的问题，选择符合自己的答案：A. 经常吃，即几乎每天都吃，2分；B. 吃，即一般1周或2周吃一次，1分；C. 很少吃或不吃，即1个月内偶尔吃一次或基本不吃，0分。

（1）你是否根据自己的血糖指数及能量转化定律吃水果呢？

（2）你吃绿叶或十字花科蔬菜，如菠菜、洋白菜、甘蓝、菜花或西兰花吗？

（3）你吃莴笋、西红柿吗？

（4）你喜欢吃全麦面包或杂粮吗？

（5）你喜欢吃黄色或红色的蔬菜，如胡萝卜或辣椒吗？

（6）你常吃豆类食物，如大豆、豌豆或扁豆吗？

（7）你常用洋葱、大蒜或草药作为调味品并替代一部分食盐吗？

（8）你吃深海中的鱼类，如金枪鱼、三文鱼与沙丁鱼吗？

（9）你喝低脂奶类食品，如低脂酸奶或低脂牛奶吗？

（10）你在饭馆进餐时，点蔬菜吗？

（11）你在烹调时，会用葵花子油、橄榄油或豆油等植物油替代猪油或牛油等动物油吗？

（12）你饮用水果汁或蔬菜汁吗？

测试结果

如果你得了 0～4 分，说明你选择的食物有问题，饮食不合理，因此你应仔细检查自己的膳食，并选择所提问题中分数高的食物来食用；如果你得了 5～8 分，说明你所选择的食物基本上是对的，但还可以做得更好，可以选择吃得分最高的食物；如果你得了 9～16 分，表明你所吃膳食中的营养素非常合理，不必再额外补充维生素或保健食品，可以一直保持下去。

饮食是糖尿病治疗的基础

饮食疗法是治疗各种类型糖尿病的基础，是糖尿病最根本的治疗方法之一。不论糖尿病属何种类型，病情轻重或有无并发症，是否用胰岛素或口服降糖药治疗，都应该严格进行和长期坚持饮食控制。对肥胖的 2 型糖尿病患者或老年轻型病例患者来说，可以把饮食疗法作为主要的治疗方法，只要适当地配合口服降糖药，就能达到有效控制病情的目的。对 1 型糖尿病及重症病例患者来说，应在胰岛素等药物治疗的基础上，积极控制饮食。只有饮食控制与药物治疗达到了有机配合，才能使血糖得到有效控制并防止病情的恶化。

（1）饮食治疗的目的。

减轻胰岛负担，使血糖、血脂达到或接近正常值，并防止或延缓心血管等并发症的发生与发展。

维持健康，使成人能从事各种正常的活动，儿童能正常地生长发育。

维持正常的体重。肥胖者能减少能量摄入，改善受体对胰岛素的敏感性；消瘦者能增加体重，增强对疾病的抵抗能力。

（2）饮食治疗的原则。

控制总热量，实行低糖、低脂、适量蛋白质、限盐、高纤维素的饮食原则，饮食结构应合理、科学、平衡，进食强调定时、定量、定质，必要时在控制总热量的前提下可少量多餐。

（3）饮食治疗的方法。

控制总热量：首先强调对每天总热量的限制，即以维持理想体重或标准体重为原则。如一个中等活动量的成年人，平均每日每千克体重仅需热量 25 千卡。不过具体要视每个患者的情况和活动量灵活掌握，对劳动强度大，处于成长期的青少年、孕妇、乳母或合并有其他消耗性疾病的人可适当提高热量；对超重和肥胖的人则应减少热量。

三大类营养物质比例要合理：糖尿病患者实际上与健康人一样，摄入的三大类主要营养物质——脂肪、蛋白质和碳水化合物的比例要合理，否则会在肝脏这个"化工厂"里互相转化，从而耗费很多的能量。按规定比例，总热量中脂肪占 25％～35％，蛋白质占 10％～20％，碳水化合物占 55％～60％，甚至有人主张可达 65％。其中，摄入的蛋白质不宜过多，过多对糖尿病并无好处。临床和实验研究表明，高蛋白质饮食可引起患者肾小球滤过压增高，而有滤过压增高的患者容易发生糖尿病肾病，因此现在美国糖尿病学会建议糖尿病患者每日蛋白质摄入量限制在每千克体重 0.8 克。

坚持低糖、低脂、正常蛋白质的饮食原则：饮食控制应通过合理计算，一般分粗、细两种算法。细算法适用于医院；粗算法适用于家庭。普通糖尿病患者每日主食（碳水化合物）供应量为 250～350 克，副食中鸡蛋 1 个、瘦肉 50～100 克、纯奶 250 克、脂肪 25 克左右、蔬菜 500 克或可适当放宽。肥胖型糖尿病患者每日主食控制在 150～250 克，副食为鸡蛋 1 个、瘦肉 50 克、纯奶 250 克、脂肪 25 克、蔬菜 500 克或可适当放宽，这就是低糖、低脂、正常蛋白的饮食。高蛋白饮食适合于长期消耗性疾病的糖尿病患者，每日主、副食蛋白质总量可适当增加。

专家提示

糖尿病是一种终身性疾病，为了控制血糖，患者终身都应注意合理饮食。

糖尿病患者可以这样吃

饮食治疗、运动治疗、药物治疗、自我管理、健康教育是控制糖尿病的五大基石，而饮食治疗是这五大基石中的重中之重。的确，要想控制好自己的糖尿病，就要先管好自己的嘴，科学合理地安排膳食。所以，糖尿病患者可以这样吃：

（1）根据自己的体重吃。糖尿病患者应该了解自己的理想体重，将实际体重与理想体重进行对比来确定自己的胖瘦。我们可以用下面这两个公式来计算理想体重：

公式一：理想体重（千克）＝身高（厘米）－105。

公式二：理想体重（千克）＝［身高（厘米）－100］×0.9（适合60岁以上的老年糖尿病患者）。

实际体重在理想体重的±10%范围内均属正常，如果实际体重超过理想体重的20%时，你就属于肥胖型了，应该减肥；而当你的实际体重小于理想体重的20%时，你就属于消瘦型了，应该增肥。如果你是腹部肥胖的"苹果型"体形，即使你的体重在正常范围之内，发生心脑血管并发症的概率也会比单纯体重超标的糖尿病患者高，也应瘦腹。

（2）饮食平衡。所谓饮食平衡是指科学的、合理的饮食，也就是饮食所提供的热量和各种营养素不仅要全面，还应保持平衡。要做到这一点，各种食物搭配要合理，营养应全面，就需要糖尿病患者做到主食粗细搭配，副食荤素搭配。勿挑食，勿偏食。

（3）食物以谷物为基础。谷类食物是我国传统膳食的主体，含有丰富的碳水化合物、膳食纤维、维生素和矿物质，因此糖尿病患者应以谷物为基础，还要经常吃一些粗粮、杂粮等。

（4）脂肪摄入量要合理。糖尿病患者如果摄入过多的脂肪会导致体重增加，从而增加心脑血管疾病的发病概率。此外，吃超量脂肪还会降低体内胰岛素的敏感性，从而使血糖升高。因此，糖尿病患者的脂肪摄入量一定要合理。

（5）少吃或不吃单糖及双糖食物。单糖和双糖对糖尿病患者来说具有潜在危险性。常见的单糖有葡萄糖、果糖，双糖有蔗糖、乳糖、麦芽糖。日常吃的白糖、砂糖就是蔗糖。这些糖在人体肠道内可被直接吸收入血液，使血糖迅速升高。同时，长期过多摄入含单糖或双糖类的食物，会使血脂升高，还可导致人体对胰岛素不敏感，从而加重糖尿病的病情。

（6）科学选择适量优质蛋白质。蛋白质是人体必需的营养素，其来源主要有肉、蛋、禽、鱼、奶制品、豆制品和坚果类。其中蛋、奶、鱼肉等所含的氨基酸比例与人体本身的蛋白质相似，故称为优质蛋白质。

（7）选择高纤维膳食饮食。研究表明，膳食纤维可降低血糖指数，控制餐后血糖的升高，改善糖耐量，因此糖尿病患者可科学选择高纤维膳食。美国糖尿病学会推荐的膳食纤维摄入标准是每日 20～35 克。糖尿病患者应在每日膳食中添加燕麦片、荞麦面、玉米面等粗粮，以及海带、魔芋和新鲜蔬菜等富含纤维的食物。

（8）少吃盐。过量摄入食盐会使人出现高血压、水肿、体重增加等情况。因此，糖尿病患者应少吃盐，像腌咸菜、酱油、酱、香肠等都应少吃。

（9）多喝水，少喝酒。如果糖尿病患者出现缺水的情况，会加重病情，甚至还会引发高渗性昏迷。所以糖尿病患者每日应保证6～8杯水（1500～2000毫升），同时要养成定时饮水的良好习惯。不过，有肾衰竭或心功能不全的患者，要限制饮水。

研究表明，饮酒对糖尿病患者弊多利少。酒精含有高热量，1克酒精可产生7千卡的热量。此外，酒精还会抑制肝糖原的分解及糖异生作用，增强胰岛素的作用，易导致低血糖。长期饮酒还会使血脂水平增高，引发动脉硬化，所以糖尿病患者最好少饮酒。

如果糖尿病患者想喝酒，一定要掌握饮酒的时机、数量及出现危险情况的补救措施。饮酒的热量必须计算在每日的主食范围内。1罐啤酒、100克红酒或25克二锅头的热量都相当于25克主食的热量，所以饮酒时应相应减少主食量。另外，饮酒前最好吃一些含碳水化合物的食物，如馒头、面包等，因为空腹饮酒会加重发生低血糖的危险。

（10）定时定量定餐。进食习惯（时间、餐次）对血糖的影响也很大，合理的进食习惯，对控制血糖水平非常有利；反之，不规律、不合理的进食习惯会使病情恶化。对糖尿病患者来讲，一日应供给三餐或多餐，并且要定时定量。

专家提示

糖尿病患者的三餐分配可根据自己的饮食习惯，按下面的规律安排：早餐占1/5、午餐占2/5、晚餐占2/5，或者早餐占1/3、午餐占1/3、晚餐占1/3。若主食量全日超过300克，宜采用少食多餐的方法，使每次正餐主食量不超过100克。多余部分宜做加餐，对控制血糖升高非常有好处。

糖尿病患者一天应摄入的总热量

糖尿病患者一天摄入的总热量应与机体每天所消耗的热量相平衡，这样才能维持标准体重。通过饮食摄入的总热量可以影响血糖变化，过多或过少都不利于糖尿病病情的控制，因此糖尿病患者必须进行总热量的控制。需要指出的是，糖尿病患者所需热量的多少与其身高、体重、年龄、性别、体力活动有相当密切的关系。体重较轻、体力活动量大的糖尿病患者每天摄取的总热量可稍多一点；而体重较重的患者应限制总热量的摄入。重体力活动较中、轻体力活动消耗的热量多，故需增加总热量的摄入。

应用理想体重与实际体重可以计算出患者每日所需要的热量。关于理想体重的计算公式在上文中已做过介绍，判断体重是否理想，还可以通过计算体重指数（BMI）来衡量（表 5—1）。

体重指数＝体重（千克）÷［身高（米）］^{2}

表 5-1　体重指数标准（千克/米^2）

BMI 分类	WHO（世界卫生组织）标准	亚洲标准	中国参考标准	相关疾病发病的危险性
体重过低	＜18.5	＜18.5	＜18.5	低
正常范围	18.5～24.9	18.5～22.9	18.5～23.9	平均水平
超重	≥25	≥23	≥24	
肥胖前期	25～29.9	23～24.9	24～26.9	增加
Ⅰ度肥胖	30～34.9	25～29.9	27～29.9	中度增加
Ⅱ度肥胖	35～39.9	≥30	≥30	严重增加
Ⅲ度肥胖	≥40.0			非常严重增加

　　下面（表 5-2）介绍糖尿病患者每日所需热量的计算公式：

　　摄入总热量（千卡）＝标准体重（千克）×热量（千卡）/体重（千克）

表 5-2　不同体重及劳动强度每日每千克体重所需总热量（千卡）

劳动强度	超重或肥胖	正常体重	体重不足、消瘦
休息状态	20	25	30
轻体力劳动	25	30	35

续表

劳动强度	超重或肥胖	正常体重	体重不足、消瘦
中体力劳动	30	35	40
重体力劳动	35	40	45

例如，李大爷身高 166 厘米，体重 76 千克，那么，他全日热能供应量为：

标准体重＝166（身高）－105＝61（千克）

每日总热量＝61（标准体重）×20 或 25＝1220～1525 千卡（每千克体重所需热量）

专家提示

糖尿病患者可以根据自己的体重状况、劳动强度来计算出每日所需要的总热量。不过，由于体重总会有阶段性的变化，因此摄入的总热量也应随之调整。

糖尿病患者不吃早餐危害多

许多糖尿病患者为了降低血糖，常常不吃早餐。其实，这种做法是错误的。糖尿病患者不吃早餐会造成如下几种危害：

（1）热量供应不足。人体消耗的热量主要来源于血糖。早晨起床后，人体大约已有 10 个小时没有进餐，胃处于空置状态，此时血糖也降到了低水平。人开始活动后，大脑与肌肉需要消耗热量（即血糖），于是，血糖水平会继续下降。这时，如果还不进餐或进食低质量的早餐，体内就没有足够的血糖可供消耗，人体就会感到倦怠、疲劳、暴躁、易怒、反应迟钝，大脑兴奋性降低，注意力也不易集中，就会直接影响到工作和生活，而且更易使患者出现低血糖反应。

（2）发胖。由于糖尿病患者自身胰岛素分泌绝对或相对不足，因此不仅要限制每天的总热量，还要限制每餐的热量，后者甚至比前者更重要。那些不吃早餐的人，由于饥饿感明显，其余两餐就有可能多吃，反而增加了热量摄入。一餐进食太多，一时无法消耗，多余的热量就会转换成脂肪贮存于体内，长期下去，就会出现肥胖的危险。此外，多吃还会增加胃肠道的负担。

（3）血糖容易波动。早晨，血糖会因没有吃早餐而暂时处于较低水平，对糖代谢紊乱的糖尿病患者来说，此时容易发生低血糖反应；低血糖反应之后又可能发生高血糖反应，使血糖失控，并且不吃早餐还会影响全天胰岛素的调节，这也是糖尿病患者难以控制血糖的原因之一。如果不吃早餐，集中在午餐和晚餐来吃，可能使血糖在一天中出现两次较大的高峰，造成血糖或高或低的波动，而据最新研究表明，血糖波动对糖尿病的危害更大。

（4）营养不均衡。研究表明，因不吃早餐或早餐吃得不当而造成的营养不足很难在午餐或晚餐中得到补充，从而导致人体全天的热量和营养素摄入不足，严重时还会造成营养缺乏症（如营养不良、缺铁性贫血等）。质量不高的早餐还难以补充夜晚消耗的水分和营养，会造成血液黏度增高，增加患脑卒中、心肌梗死的发病概率。另外，早晨空腹时，体内胆固醇的饱和度较高，不吃早餐还容易发生胆石症等其他疾病。

正常的早餐可维持人体正常的生理状态和活动，预防低血糖及血糖波动，减轻胰岛素抵抗及帮助患者控制总热量和体重。可见，早餐对糖尿病患者非常重要。

高质量的糖尿病早餐应该是既吃饱又吃好，即热量应该达到全日总热量的 20％～35％，还应该注意科学搭配。

根据营养均衡的要求，通常把食物分为四类，即谷类、肉类、奶豆类和蔬菜水果类。如果早餐中上述四类食物都有，则认为早餐营养充足，属优质早餐；如果包含了其中的三类，则认为早餐质量较好；如果只选择了其中的两类，就认为基本合格；如果只有其中一类食物，则认为早餐质量较差。同时，糖尿病患者的早餐还应定时定量，干稀搭配，避免吃油炸、肥腻、含糖多的食品，以七八成饱为好。

（5）推荐几种营养早餐食谱。

食谱一：咸燕麦面包 2 片（50 克），鲜牛奶 1 袋（250 克），鸡蛋 1 个（带壳 60 克），咸菜少许。

食谱二：荞麦面包 2 片（50 克），咸鸭蛋 1 个，豆浆 1 碗。

食谱三：鲜牛奶 1 袋（250 克），杂合面窝头 1 个（50 克），煮香肠 1 根（熟重 20 克），酱菜少许。

食谱四：棒碴粥 1 碗（50 克），肉松少许（15 克），玉米面包 1 片（25 克），拌松花蛋 1 个。

专家提示

同样的食物也会因吃法不同而影响营养价值。有些糖尿病患者喜欢早餐空腹饮用牛奶，这样会使牛奶中的优质蛋白被当做碳水化合物消耗掉，很不经济。正确的方法应该是在喝牛奶前先吃些面包等主食"垫垫底"，这样就能充分发挥牛奶的营养价值。

糖尿病患者每日吃肉不宜超过 200 克

肉类食物是人体蛋白质的主要来源之一，含有丰富的优质蛋白、铁、锌、铬、维生素 B 族等营养素，这是其他食物所不能代替的。而且，与植物提供的蛋白质相比，动物蛋白更接近于人体蛋白，更易被人体消化、吸收和利用。对糖尿病患者而言，由于每日的高消耗状态导致体内各种营养素，尤其是参与新陈代谢的营养素，如蛋白质、锌、铁、维生素 B 族、维生素 C 等的大量流失，因此适当增加这些物质的摄入有利于机体的恢复。在种类上，禽肉、畜肉、海产品等可以交叉食用，这样可以在一定程度上弥补各种肉类营养素含量的差异。例如，中午吃鸡肉或鸭肉，晚上可以选择牛、羊肉，一顿饭中有多种肉类也是可以的，但一定要注意总限量。一般每天在 150～200 克为宜，且尽量选择瘦肉，少吃肥肉，这样可以避免因热量高导致血脂过高。

专家提示

糖尿病患者应尽量避免吃太肥的肉，且要注意对肉的煎、炸等烹调方式。

糖尿病患者一天吃多少主食

这里所说的主食主要是指大米、小米、玉米、面粉等主要含碳水化合物的食物。许多糖尿病患者认为不吃主食就能控制血糖，其实这种认识是错误的。

对于糖尿病患者的主食摄入，现代营养学的观点是：

（1）糖尿病患者必须吃主食。因为主食即碳水化合物，其产生的葡萄糖是人体主要的能量来源，虽然蛋白质、脂肪等物质也可以转化为葡萄糖，但量很少，并且在转化过程中会消耗很多能量，且会产生有害物质，因此并不可取。而如果不吃主食，身体为保证能量供给，会动员脂肪，其结果就会产生酮体，不但损害大脑，还有导致酮症酸中毒的可能。

（2）主食每天要吃够量。糖尿病患者每天主食的热量比例应与正常人大致相同。

（3）糖尿病患者的主食种类应以多糖为主，即粮食，而应该少吃含单糖、双糖多的甜食。

糖尿病患者每日应该吃多少主食呢？具体到个人需折合成主食量来指导进食，如 1400 千卡的主食量约为每日 200 克，1600 千卡的主食量约为每日 250 克，1800 千卡的主食量约为每日 300 克。

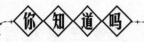

肥胖糖尿病患者的饮食调整

肥胖糖尿病患者的治疗重在减轻自己的体重，使病情得到控制。要想减轻体重最重要的是饮食调整，肥胖糖尿病患者的饮食调整包括下面这几个方面：减少全日摄入的总热量；采用营养平衡的膳食；蛋白质不可减量，但可选用瘦肉、奶、蛋、大豆等食物，以减少体内组织分解，增强饱腹感；每日摄入的碳水化合物量要适当降低，但不宜过低，可限制在每日200～250克。

防治糖尿病，六款蔬菜来帮忙

控制饮食是糖尿病患者控制血糖的主要方法之一。糖尿病患者可以适当多吃下面这六款蔬菜。

（1）莴笋。糖和脂肪含量低，并含有胰岛素激活剂。

（2）竹笋。纤维素含量高，可延缓肠道中食物的消化和葡萄糖的吸收，有助于控制餐后血糖。

（3）黄瓜。含糖量仅1.6%，爽脆甘甜，可以为糖尿病患者提供维生素C、胡萝卜素、纤维素和矿物质。黄瓜中的丙醇二酸可抑制糖类转化为脂肪，是肥胖的糖尿病患者及合并高血脂的糖尿病患者的食疗蔬菜。

（4）苦瓜。性寒味苦，维生素 C 含量居瓜类之首。据研究显示，苦瓜中所含的苦瓜皂苷有降血糖作用。

（5）银耳。营养丰富，热能低，富含食物纤维和银耳多糖，食之有助延缓血糖上升。

（6）洋葱。前列腺素 A 和含硫氨基酸有扩张血管、降压降脂作用，对预防糖尿病的并发症非常有益。

专家提示

冬瓜也是一种低热能、低脂肪、含糖量极低的高钾低钠食品，非常适合中老年肥胖 2 型糖尿病患者食用。

糖尿病患者吃豆制品要适量

对"这也不能吃，那也不敢碰"的糖尿病患者来说，豆制品似乎是一个比较"保险"的选择，其味道不错，摄入量相对限制也较小。然而对某些糖尿病患者来说，也应该慎吃豆制品，尤其有糖尿病肾病伴肾功能不全的患者，更应避免摄入大量豆制品。

豆制品的主要成分为植物蛋白，也称粗蛋白；而牛奶、鸡蛋或肉类等食物中所含的动物性蛋白称优质蛋白。优质蛋白可以提供人体所必需的氨基酸，所以粗蛋白不可能完全代替优质蛋白。而过多的蛋白对于肾脏功能不全的人来说是一种负担。在这种"缺了不行，多了更不行"的情况下，一定量的优质蛋白应该是糖尿病患者的首选。有人指出豆浆不能完全代替牛奶，也是这个道理。

人体每天必需的优质蛋白在 50 克左右，也就是 100 克肉、1 袋牛奶再加 1 个鸡蛋所提供的蛋白量。对于糖尿病肾病患者来说，这个量已是最大值，绝对不能再超过这个量了。

专家提示

选择豆腐时，要选择颜色呈白色或乳白色，包装盒内无空隙、无气泡、不出水，表面平整细腻，拿在手里摇晃无晃动感，开盒可闻到少许豆香气，倒出来切开不坍不裂，切面光滑细嫩，尝之无涩味的豆腐。

糖尿病患者可放心喝牛奶

牛奶营养丰富，堪称较完美的食品，因此被推荐为最理想的天然食品之一。牛奶含有水分、蛋白质、脂肪、维生素和矿物质等营养素，适量饮用牛奶能给糖尿病患者提供较多的人体必需营养成分，有利于身体的康复与长寿。

牛奶中的蛋白质主要是酪蛋白、乳白蛋白、乳球蛋白等，均含有人体必需的 8 种氨基酸。牛奶的必需氨基酸含量及构成与鸡蛋相近，它的消化吸收率高达 87%～89%；牛奶中的脂肪是高质量的脂肪，不仅品质好，其吸收率也在 95% 以上；牛奶中的乳糖是半乳糖，是最容易消化吸收的糖类。另外，牛奶中含钙较高，一般 1 毫升牛奶含有 1 毫克钙；牛奶中还含有丰富的乳清酸，不仅能抑制胆固醇沉积于动脉血管壁，还能抑制人体内胆固醇合成酶的活性，从而减少胆固醇的产生。

糖尿病患者多缺钙，特别是老年糖尿病患者更是严重缺钙，容易造成骨质疏松；而牛奶中含有丰富的钙，极易被人体吸收。每日喝 100～200 毫升牛奶，对钙的补充有很大意义，因其含糖量低，故对血糖影响不大。另外，每 100 克牛奶所含热量高于同等量的主食所含热量，故每日不宜过多食用牛奶，且酌情减少主食量。

尽管糖尿病患者可饮用牛奶，但量及类型一定要适度。例如，成人糖尿病患者应该适度喝低脂牛奶；而儿童 1 型糖尿病患者应饮用全脂牛奶；2 型糖尿病有肥胖的患者，应根据血脂的情况选择脱脂或半脱脂牛奶。研究发现，牛奶中的酪蛋白能生成高半胱氨酸，这种分子能损害血管壁的弹性，容易导致血管硬化、管腔狭窄乃至阻塞，从而导致脑梗死等疾病；另外，过量饮用牛奶还易诱发老年性白内障。所以，糖尿病患者饮用牛奶也要适量。

糖尿病患者饮用牛奶时，不能加白糖或红糖，否则会导致血糖的迅速升高。另外，红糖含有一定的草酸，会使牛奶中丰富的蛋白质发生凝胶或沉淀，不仅会引起腹胀，还会影响人体对铁、铜微量元素的吸收，容易发生"牛奶性贫血"。

糖尿病患者每天饮用牛奶的时间应根据各人的习惯而定。如在早晨饮用，应伴随进食其他谷类食品，可以起到营养素互补的作用。少数糖尿病患者饮用牛奶后，因体内缺乏乳糖酶而容易发生腹胀、腹痛或肛门排气增加等情况，如果采用少量多餐或把牛奶稍加热后再饮用，可以减轻以上症状。不习惯喝牛奶的人，可以选用每天摄入 250 毫升的豆浆或豆奶。

最后要提醒的是，糖尿病患者适宜喝牛奶，但应注意不要过量，应在每日总热量及量的比例控制范围内。另外，对于肾功能不好的患者来说，不要大量喝牛奶。

专家提示

2 型糖尿病患者以中老年人居多，同时还伴有不同程度的高脂血症、高血压、脂肪肝等，建议经常选用低脂牛奶，每次 200 毫升左右。喝牛奶的时间以白天为好，可在用餐时补充，也可在餐间补充。少数人习惯在睡觉前喝牛奶帮助睡眠，也未尝不可。

糖尿病患者应科学吃水果

许多糖尿病患者谈"糖"色变，对香甜水嫩的水果往往也因此望而却步。其实，糖尿病患者可以吃水果，但要科学地吃。

（1）吃水果的时间有讲究。糖尿病患者吃水果的时间非常有讲究。忌餐前餐后吃水果，不能在公众场合聚餐、饭后上果盘时大肆进食；宜作为加餐或睡前 1 小时吃。"加餐"即两个正餐之间进食水果，如上午 9～10 时、下午 3～4 时；也可直接作为加餐食品，既预防低血糖，又可保持血糖不发生大的波动。如果将水果和正餐一起吃，会影响患者胰岛素的分泌、代谢，从而破坏其活性。因此，想吃水果的患者要制订科学规律的用餐时间。

（2）吃水果应减少主食。如果糖尿病患者想吃水果，那么，应把水果热量折算到患者一天摄入的总热量中，以一天吃 200 克水果（一到两个中等大小）为例，则主食建议减少 25 克，这样才能保证全天饮食热量平衡。即把水果热量与其他食物热量进行等量交换，不能因吃水果而导致热量超标。同时，对于糖尿病患者而言，大前提是水果要少吃，大量吃可能造成血糖迅速升高；而高血糖持续时间长的话，则会加重胰腺负担。

（3）吃含糖低的水果。医生常推荐糖尿病患者吃诸如西瓜、苹果、猕猴桃、草莓等含糖量比较低的水果，因为此类水果可以减轻患者的胰腺负担，帮助其吸收丰富的维生素、矿物质和果胶，平衡饮食；而其中的很多微量元素对于提高、改善糖尿病患者体内胰岛素的活性也是很有帮助的。

而含糖量较高的水果有：蕉（包括香蕉、大蕉等）、菠萝、葡萄、甜橙（含丰富维生素，但是糖分很高）等，糖尿病患者应少吃这些水果。

（4）吃水果前后要做血糖监测。吃水果前后要做血糖的自我监测。因为尽管水果含糖量高低有公论，但患者的个体差异很大。例如有的人可能吃了含糖量低的水果反而血糖升高速度很快，所以含糖量低的水果只能是推荐，仍然要自己实践、摸索，寻找适合自己的水果。患者在吃水果前后两小时应测血糖或尿糖波动大小，这样可以掌握自己能否进食某类水果。

如果没有经常出现高血糖或低血糖，也可以多选择几种水果；但如果血糖波动大或出现异常，还是要暂时忌口，必须先控制好血糖再考虑享受水果。

专家提示

柿饼、干枣、桂圆等干果中含葡萄糖量很多，因此糖尿病患者应尽量不吃。

每日摄入不低于 40 克的膳食纤维

高纤维饮食又称多渣饮食，是指吃含纤维较多的食物。糖尿病患者的饮食中，每天的膳食纤维应该不低于40克。糖尿病患者应食用高纤维素食物，这是因为高纤维素食物在肠道中可起高渗透压作用，能稀释胃内容物中食品添加剂及有害化学物质的浓度，减少亚硝胺等致癌物质的结合与吸收，以利于有害物质排出体外。另外，高纤维素食物中的木质素还可以提高吞噬细胞和巨噬细胞的活力，提高免疫功能，减小因血糖升高而发生感染及患癌的概率。高纤维素食物在胃肠道内会因吸水膨胀而体积增大，延缓食糜中葡萄糖的吸收，减轻对胰岛素分泌的刺激，减轻β细胞的负担，从而维持血糖尤其是餐后血糖的低水平。高纤维素食品还能形成凝胶体，减少胆固醇的吸收，增加粪便胆汁酸的排泄，降低血中胆固醇的水平。因此，糖尿病患者在饮食中应该多进食一些高纤维素，这样能控制糖尿病的发展及并发症的发生。

富含膳食纤维的食物主要有：

（1）粗粮。玉米、小米、麦麸及各种干豆类，它们含膳食纤维 3％～5％，高粱米、玉米糁含膳食纤维 7％～8％，燕麦、荞麦含膳食纤维 10％～11％。

（2）蔬菜。蒜苗、胡萝卜、茄子含膳食纤维 1％～2％；此外，芹菜、韭菜、白菜、油菜、笋类也含有膳食纤维。

（3）藻菌类。木耳、蘑菇、紫菜等含有膳食纤维高达 20％以上，海藻类食品中也含有较大量的膳食纤维。此外，其他食物，如魔芋、琼脂和果胶等也含有大量的膳食纤维。

专家提示

糖尿病患者宜多吃粗粮，但并不是以粗粮为主，而是要粗细搭配，混合食用。比如每天吃 1～2 顿粗粮，或者每顿吃一半粗粮等。

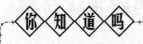

糖尿病患者不宜吃的食物

下面这几类食物，糖尿病患者都不宜吃：

（1）易使血糖升高的食物。包括白糖、红糖、冰糖、葡萄糖、麦芽糖、蜂蜜、巧克力、奶糖、水果糖、蜜饯、水果罐头、汽水、果汁、甜饮料、果酱、冰淇淋、甜饼干、蛋糕、甜面包及糖制糕点等。

（2）易使血脂升高的食物。包括牛油、羊油、猪油、黄油、奶油、肥肉等食物。这些富含胆固醇的食物，更应特别注意，应该不用或少用，从而防止动脉硬化性心脏病的发生。

糖尿病患者还应限制饮食中胆固醇的含量。若糖尿病患者病情控制不好时，吃含胆固醇的食品易使血清胆固醇升高，造成糖尿病血管并发症、冠心病等。所以糖尿病患者饮食中要限制胆固醇的进食量，一般主张胆固醇的限量为每日低于300毫克。故平时应不吃或少吃肥肉和动物内脏，如心、肝、肾、脑等，因这类食物都富含较高的胆固醇。但要多吃瘦肉和鱼虾等，此类食物属高蛋白低脂肪食物。

糖尿病患者每天宜吃 250 克左右的碳水化合物

碳水化合物也称糖类，是维持人体体温、供给热量的主要来源。近年来，按照我国人民的生活习惯，碳水化合物已占总热量的65%以上，也就是说，糖尿病患者每日进主食为200～400克。对于单纯进行饮食控制的患者，每天碳水化合物的进量不能过高，以200～300克为宜。

过去医学上对糖尿病饮食中碳水化合物的含量要求很

严，但近年来却开始提倡在不超过规定总热量的前提下，不过分限制碳水化合物的摄入。这是因为有研究表明：高碳水化合物饮食可增加周围组织对胰岛素的敏感性，增加糖耐量，降低胆固醇和甘油的含量，能很好地降低心血管病的发生率。

在选择碳水化合物时，患者可选择淀粉含量高的食物，如玉米面、粗米、麦面等。另外，研究人员发现，不同的碳水化合物食物有"质"的区别。碳水化合物含量完全相同的食物进入人体后，引起的血糖反应是不同的。同样食用含 50 克碳水化合物的食物，两小时后，体内的血糖生成指数（G1）分别为大米饭 88 克、烙饼 79.6 克、玉米面粥 50.9 克、豆腐干 23.7 克、西瓜 72 克、樱桃 22 克、果糖 23 克、麦芽糖 105 克。这完全推翻了多年来在糖尿病患者饮食指导中一直沿用的食物等值交换的经典理论，即 25 克大米＝25 克玉米面＝25 克油条＝25 克绿豆，25 克肥瘦猪肉＝60 克鸡蛋＝80 克鲤鱼。因此，糖尿病患者在选择碳水化合物食品时要依据自身情况和血糖生成指数来定量。

专家提示

研究表明，可适当放宽糖尿病患者对食物的选择面，让他们更加大胆地选用水果，更多地选用豆类食品和富含膳食纤维的食物，多吃粗制或较少加工的谷类食物，这些都有利于控制血糖。

糖尿病患者每天应减少脂肪的摄入量

每天进食的脂肪量超过 100 克，叫做高脂饮食；低于 50 克叫做低脂饮食。糖尿病患者摄入的脂肪量，可根据民族、饮食习惯及需要而定，一般占总热量的 10%～25%；或每天低于每千克标准体重 1 克，脂肪量为 40%～50%。不能吃得过多，否则会产生酮体，对身体不利；另外，还要限制饱和脂肪酸摄入量，即动物性脂肪，如牛、羊、猪油等的摄入量。但鱼油例外，因为鱼油含不饱和脂肪酸，有利于降低血清胆固醇的含量。糖尿病患者胆固醇摄入量每日应低于 300 毫克，尽量少食用脑、肝、蛋黄等胆固醇含量高的食物。对于肥胖患者，特别是伴有心血管病变者，脂肪摄入量应控制在总热量的 20% 以下。

专家提示

糖尿病患者食用脂肪以不饱和脂肪酸为宜，尽量选择鱼、瘦肉和禽类等；植物油选用豆油、花生油、玉米油、麻油、葵花子油等，每日约为 25 克。

糖尿病患者每天应摄入适量蛋白质

糖尿病患者蛋白质的需要量与正常人近似，成人按每天每千克标准体重 0.8～1.2 克计算，占总热量的 10%～15%。

如果控制不好，体内蛋白质分解加速，容易出现负氮平衡。此外，女性糖尿病患者在妊娠、哺乳及营养不良时对蛋白质的需要量也会增加，此时蛋白质的供给量可增加到每天每千克标准体重 1.5 克，个别的可达 2.0 克。儿童由于生长发育的需要，蛋白质可按每天每千克标准体重 1.2～1.5 克供给或占总热量的 20％来计算。

蛋白质的食物来源有动物性食物，包括鱼、虾、鸡、鸭等，含量为 12％～24％；蛋类含量为 10％～16％。植物性食物中的黄豆含量为 35％～40％；豆制品含量为 10％～20％；谷类含量为 7％～10％。谷类是我国饮食中蛋白质的主要来源。蔬菜、水果类的蛋白质含量很少。

专家提示

研究表明，过多摄入蛋白质对糖尿病并无好处。高蛋白饮食会使患者肾小球滤过压升高，进而引起或加重糖尿病肾病。

糖尿病患者冬季进补须科学

"冬季进补"是治疗糖尿病的有效措施之一，但糖尿病患者进补时要讲究科学。

首先要控制好血糖。冬季气候寒冷，血糖控制较夏季困难，应注意适当增加药量，调整好饮食、运动，将血糖控制好。

糖尿病患者冬季进补最好选用食补。

（1）偏凉的药用食物有：芹菜、苦瓜、西瓜、竹笋、泥鳅、甲鱼、田螺、河蚌、猪胰、蜗牛、菠菜、荠菜、绿豆、冬瓜等。

（2）偏温的药用食物有：韭菜、洋葱、山药、大蒜、菱角、南瓜、椰汁、魔芋、海参、蚕蛹等。

（3）常用的药膳有：麦冬决明子茶、百合玉竹茶、西洋参茶、罗汉果茶、玉米须饮、山药莲子汤、白鸽杞精汤、蚌肉苦瓜汤、猪胰炖生芪、山药枸杞蒸鸡、五味子蛋、清蒸山药鸭、归地烧羊肉等。

上述食物及药膳分别有清热、养阴、益气、健脾、补肾等功用，冬季食用，能增强体质，有一定的降糖作用。

专家提示

糖尿病患者用药进补一定要咨询中医糖尿病专科医生，进补药物可以加工成丸药服用；而膏药、酒剂这些剂型对糖尿病患者却不太合适。

糖尿病患者食疗药粥

下面收集了一些药粥供糖尿病患者选用：

（1）豆腐浆粥。粳米50克，豆腐浆500毫升，食盐根据病情选用少许。先煮粳米，后加豆腐浆，至米开花粥稠，分早晚2次服用。适用于糖尿病伴高血压、冠心病者，糖尿病肾病、肾衰者不宜服用。

（2）绿豆粥。粳米50克，绿豆50克，共煮粥食用。绿豆有降血脂作用，适用于糖尿病伴高血压、冠心病者，糖尿病肾病、肾衰者不宜服用。

（3）赤小豆鱼粥。赤小豆 50 克，鲤鱼 1 尾，先煮鱼取汁，后加赤小豆煮烂。适用于糖尿病水肿者。

（4）菠菜粥。菠菜 100～150 克，粳米 50 克，煮粥食用。适用于糖尿病阴虚化热型者，便溏腹泻者禁服。

（5）芹菜粥。新鲜芹菜 60～100 克，切碎，粳米 100 克，煮粥服用。适用于糖尿病合并高血压者。

（6）银耳粥。银耳 5～10 克（或黑木耳 30 克），粳米 100 克，大枣 3 枚。先浸泡银耳，将粳米、大枣煮熟后加银耳，煮粥食。适用于糖尿病血管病变者。木耳有破血作用，糖尿病孕妇慎用。

（7）萝卜粥。新鲜白萝卜适量，粳米 50 克，煮粥服用。适用于糖尿病痰气互结者。

（8）山药粥。生山药 60 克，大米 60 克，先煮米为粥，山药为糊，酥油蜜炒合凝，用匙揉碎，放入粥内食用。适用于糖尿病脾肾气虚、腰酸乏力、便泄者。

（9）胡萝卜粥。新鲜胡萝卜 50 克，粳米 100 克，煮粥服用。胡萝卜中的琥珀酸钾盐有降压作用，适用于糖尿病合并高血压者。

（10）冬瓜鸭粥。冬瓜一个，光鸭一只，大米 200 克，香菇 10 个，陈皮 3 克。先将光鸭于油锅煎爆至香，用葱、姜调味，入粥煮烂，捞起切片，食鸭服粥。适用于糖尿病合并高血压者。

（11）槐花粥。干槐花 30 克或鲜品 50 克，大米 50 克，煮粥服用。槐花可扩张冠状动脉，防治动脉硬化，常服用有预防脑卒中作用。适用于糖尿病合并高血压、脑卒中患者。

（12）菊花粥。秋菊烘干、研末，先以粳米 100 克煮粥，调入菊花末 10 克，煮一二沸即可服用。菊花清肝明目，临床上用于防治高血压、冠心病、高脂血症。适用于糖尿病视物昏花者。

（13）玉米粉粥。粳米 50～100 克，加水煮至米开花后，调入玉米粉 30 克（新鲜玉米粉），稍煮片刻即可服用。玉米含蛋白质、脂肪、糖类、维生素和矿物质，玉米油是一种富含多个不饱和脂肪酸的油脂，是一种胆固醇吸收抑制剂。适用于各种糖尿病患者。

（14）荔枝粥。荔枝 5～7 个，粳米 50 克，加水适量，煮粥服用。适用于 2 型糖尿病患者。

（15）葛根粉粥。葛根粉 30 克，粳米 50 克，共煮粥服用。葛根含黄酮类，具有解热、降血脂、降血糖作用。适用于老年糖尿病患者，或伴有高血压、冠心病患者。

（16）生地黄粥。鲜生地 150 克，洗净、捣烂、取汁，先煮粳米 50 克为粥，再加入生地汁，稍煮服用。适用于气阴两虚型糖尿病患者。

（17）杞子粥。枸杞子 15～20 克，糯米 50 克，煮粥服用。适用于糖尿病肝肾阴虚患者。

（18）葫芦粥。炒陈葫芦 10 克，粳米 50 克，煮粥服用。适用于糖尿病水肿患者。

（19）天花粉粥。天花粉 30 克，温水浸泡 2 小时，加水 200 毫升，煎至 100 毫升，入粳米 50 克，煮粥服用。适用糖尿病口渴明显者，糖尿病孕妇禁用。

（20）韭子粥。韭子 10 克，炒熟，粳米 50 克，煮粥服用。适用于糖尿病性阳痿患者。

专家提示

糖尿病患者可以多吃一点菜团子。菜团子的食料是富含膳食纤维的玉米面粗杂粮、高纤维的蔬菜以及少量的肉类，可以增加饱腹感；而且做菜团子多用蒸的烹调方法，可减少油脂和盐的摄入，达到降低餐后血糖的目的。

糖尿病患者食疗汤

下面这几道汤可供糖尿病患者选择食用：

（1）冬瓜瓢汤。冬瓜瓢（干品）30 克，水煎，代茶饮。

（2）葫芦汤。新鲜葫芦 60 克或干品 30 克，水煎，饮汤。适用于糖尿病皮肤疖肿患者。

（3）赤小豆冬瓜汤。赤小豆、冬瓜适量，煎汤。适用于糖尿病皮肤疖肿患者。

（4）糯米桑皮汤。爆糯米花 30 克，桑白皮 30 克，水煎服。适用于糖尿病口渴多饮者。

（5）菠菜银耳汤。鲜菠菜根 150～200 克，银耳 20 克，饮汤食银耳。适用于糖尿病大便秘结者。

（6）兔肉汤。兔1只，盐调料，煮熟，食肉饮汤。

（7）鸽肉银耳汤。白鸽半只，银耳15克，煮熟，食肉饮汤。适用于各型糖尿病患者。

（8）鸽肉山药玉竹汤。白鸽1只，山药30克，玉竹20克，共煮熟，食肉饮汤。适用于阴虚型糖尿病患者。

（9）猪胰汤。猪胰1个，黄芪60克，山药120克，水煎汤，食猪胰，饮汤。猪胰子焙干研末，每次6～9克，每日3次。适用于各型糖尿病患者。

（10）双耳汤。白木耳、黑木耳各10克，白木耳、黑木耳洗净，加清水蒸至木耳熟烂，食木耳饮汤。适用于糖尿病眼底出血症患者。

（11）蚌肉苦瓜汤。苦瓜250克，蚌肉100克，共煮汤，加油、盐调味，熟后喝汤，吃苦瓜、蚌肉。适用于轻型糖尿病患者。

（12）玉米须煲瘦猪肉汤。玉米须30克，瘦猪肉100克，煮熟，饮汤食肉。适用于一般糖尿病患者。

专家提示

少食多餐对血糖的控制非常有利，每餐少吃一点，可以控制餐后高血糖；多餐则可以避免一天饮食总量过少而不能满足维持体力和体质的需要。

糖尿病合并高血压患者的正确吃法

糖尿病合并高血压患者更容易发生血管并发症，因此在饮食方面应该以清淡为原则：

（1）低盐。吃得太咸容易使血压升高，血管硬化，加重肾病。患者有糖尿病又有高血压，血管、肾脏容易出问题。因此，盐量每日应低于 6 克，3～5 克为宜。

（2）低脂。高脂肪与胆固醇饮食会加重心血管病变，因此糖尿病患者应避免摄入油腻食物，少吃动物内脏等食物。

（3）低热量。根据标准体重及活动来确定进食的总量，不宜吃过高热量的食物，否则热量过剩，对控制血糖、血压及心血管病均不利。还应注意的是一些瓜子、花生、硬果类食物热量也较高，也应少食用。

（4）低糖。蔗糖、葡萄糖、果糖及高糖水果等容易加大血糖波动，对血压、心血管病非常不利。

（5）避免大量饮水。一般医生会提倡糖尿病患者多饮水，但如果患者血压太高，水肿时，应避免大量饮水。

专家提示

糖尿病合并高血压患者的运动处方为：中等强度锻炼，30 分钟/次，每天 1～2 次。患者可根据自己的身体条件，选择不同强度的锻炼项目和锻炼时间。可以先从饭前、饭后散步开始，循序渐进，最终达到采用中等强度运动项目进行锻炼的目的（如跳舞、羽毛球、乒乓球、上楼梯、骑车、跑步、游泳、登山等）。患者体重每周应减少 0.5～1 千克，每月减少 2～4 千克，持之以恒，逐渐达到正常体重指数（BMI）18.5～23.9（千克/米²），体重的下降可使血压更容易控制。

糖尿病患者日常饮食五禁忌

糖尿病患者在日常饮食中应注意下面这五件事情：

（1）"吃软怕硬"不可取。科学研究指出，吃较软的食物，血糖上升较快。如果将大米熬成粥，其中的淀粉已经部分转化为糊精，比淀粉更容易消化吸收，在人体内会很快转化成葡萄糖，使血糖迅速升高。而且粥熬的时间越长，粥越黏稠，吃后血糖升高得越快。因此，糖尿病患者最好不要"吃软怕硬"，要"吃硬不吃软"，因为口感较硬的食物消化得比较慢，不容易使血糖快速上升。

（2）不吃"独食"。虽然血糖生成指数较高的食物对餐后血糖的影响较大，但如果专挑血糖生成指数低的食物吃，又容易导致营养不均衡，所以混合进食是控制餐后血糖的有效办法。也就是说，将高血糖生成指数食物与低血糖生成指数食物混合，可以降低食物对餐后血糖的影响。

（3）"画饼充饥"要不得。不少糖尿病患者以为饮食治疗就是饥饿疗法，所以每顿饭主食（粮食类）吃得很少，甚至不吃；而不吃主食或进食过少，身体所需的葡萄糖来源就会缺乏，身体就必然要动用脂肪来释放能量，酮体就会随之生成，并经肾脏排泄而导致酮尿。因此，无论是健康人还是糖尿病患者，每日主食不能少于 150 克，否则容易出现酮症。

（4）不能吃得过饱。糖尿病患者应绝对避免吃得过饱，每日进食要定时、定量；有胃病的患者，吃得过饱，会加重病情。

（5）碳酸饮料不宜喝。糖尿病患者不宜饮用含糖的碳酸饮料，如可乐、雪碧等。如果糖尿病患者出汗较多，未及时补水，或喝了大量的含糖饮料，此时非常容易出现糖尿病并发症。

专家提示

糖尿病患者喝汤时也可加一些麦片，帮助减少稀粥等摄入量来控制餐后血糖；喝牛奶时也不妨加点麦片，让一定量的蛋白质与碳水化合物混合在一起，以降低餐后血糖。

第 6 章

适当运动，病痛早消除

运动不仅对正常人的健康有益，也是糖尿病治疗中的基本方法之一。对老年患者、肥胖患者来讲，运动尤为重要，它可以增强患者体质，有利于患者控制血糖……不过，糖尿病患者进行运动要讲究方法，掌握好运动量和运动时间，这样才能起到积极的作用。

健康测试

糖尿病患者，你适合运动吗

糖尿病患者坚持每日运动，有利于控制血糖，改善脂肪代谢，调整体重，防治并发症，增强体质和提高生活质量。但是糖尿病患者在进行运动之前，应先做一个小测试，看看自己是不是适合运动。

根据自己的实际情况，以"是"或"否"来回答下面的问题。

（1）除了糖尿病，你的心脏是否被诊断出过健康问题呢？

（2）当你身体稍微动一下或在休息时，会感到胸口疼痛或有压力吗？

（3）你在日常活动中是否会经常感到疲倦或呼吸急促吗？

（4）你有因为晕眩而失去平衡感的经历，或是失去意识的经历吗？

（5）你的骨头或关节方面的疾病，是否曾因为运动而变得更糟呢？

（6）你现在正在对你的心脏疾病或血压问题进行药物治疗吗？

测试结果

如果你的回答都是"是"的话，那么在进行新的运动计划之前，最好还是先咨询一下医生；如果你的回答"否"的比例高过"是"，那么你可以进行一些比较舒缓的运动计划；如果你的回答都是"否"的话，那么你就可以从容地开始运动了。

运动对糖尿病患者的治疗作用

运动是糖尿病治疗的基本方法之一，其对糖尿病患者的治疗作用有以下几点：

（1）降低血糖。

对于糖尿病患者来说，适当的运动可以提高机体组织对胰岛素的敏感性，有效地增加肌肉等组织对血中葡萄糖的利用率，达到降低血糖的目的。症状较轻的糖尿病患者，宜用健身运动配合饮食治疗，可使血糖稳定在正常水平；对于中、重度的糖尿病患者来说，合理地运动也有利于控制病情。另外，适量的运动还可以起到类似胰岛素一样的作用。据统计，活动约 30 分钟，血糖可降低 0.67～0.89 毫摩尔/升（12.06～16.02 毫克/分升），从而起到减轻胰岛细胞过度负担的作用。

（2）降低血脂。

糖尿病患者容易合并高脂血症，而通过运动，能使肌肉活动能力增强，加速脂肪代谢，使高密度脂蛋白升高，脂肪被充分利用，血脂水平下降，对预防冠心病、脑动脉硬化等并发症的发生非常有利。长期的高血脂会使动脉发生粥样硬化，引起心脑血管疾病，因此高脂血症的首选治疗目标往往是减重。患者每减轻 1 千克体重，可以使血中总胆固醇水平下降 1.93 毫克/分升，低密度脂蛋白胆固醇（不良胆固醇——能促进动脉硬化发生的胆固醇）水平下降 0.77 毫克/分升，甘油三酯水平下降 1.33 毫克/分升，高密度脂蛋白胆固醇（优质胆固醇，可保护血管免受血脂侵蚀）水平上升。患者如果减重 4.5 千克，可使血中总胆固醇、低密度脂蛋白胆固醇水平分别下降 16％ 和 12％，而使高密度脂蛋白胆固醇水平上升 18％。

（3）减轻体重。

据对肥胖流行病学的调查发现，我国有 20％～30％ 的成人超重或肥胖。在北京和上海这样的大城市，肥胖者人数已经超过 30％，也就是说每 3 个人中就有 1 个肥胖者。肥胖与多种疾病的发生密切相关。肥胖者减轻 1 千克体重，生命期将延长 3～4 个月；收缩压会下降 0.33 千帕（2.5 毫米汞柱），舒张压会下降 0.27 千帕（1.7 毫米汞柱）；血中总胆固醇水平下降 1.93 毫克/分升。另外，减重可以降低许多慢性疾病（如 2 型糖尿病、高血压病、高脂血症和心脑血管疾病）概率发生的。

有研究表明，除遗传因素外，体重越重，发生 2 型糖尿病的概率就越大。因此早期对肥胖者进行减重治疗，可以减轻胰岛素抵抗，是预防和延缓糖尿病发生的关键。如果肥胖者患了糖尿病，也要适当控制体重，这是因为有效减轻体重不仅可以改善血糖状况，还可以延长寿命。

肥胖型糖尿病患者对自身和外来注射的胰岛素都很不敏

感，而体重减轻后，可改善组织细胞对胰岛素的敏感性，使患者对胰岛素和降糖药的需要量减少。

（4）促进新陈代谢。

运动能增强人体各器官，尤其是心、脑、肝、肾、肺的免疫防病功能，抵御糖尿病对各器官的侵蚀；还可使机体产生免疫球蛋白和多种抗体，提高机体应激适应能力，改善全身代谢，增强对各种疾病的抵抗力，从而预防和减少糖尿病以及心血管病等并发症的发生。

（5）改善胰岛素抵抗。

运动锻炼可以促使胰岛素和受体结合的亲和力提高，使胰岛素受体对胰岛素的敏感性增强，从而使胰岛素的作用得到加强。

（6）增加机体抵抗力。

运动给肥胖者带来的好处已经讲得很多了，而对于消瘦者来说，适当的健身运动配合有效的药物治疗，也有利于体质的改善，可以使人心情舒畅，增强体质，提高耐性，增强对各种疾病的抵抗能力。

（7）消除应激，改善脑神经功能状态。

通过有目的的、适量的、愉快的运动，可显著地改善及平衡神经系统的功能，使患者得到精神上的爽快感、充实感，还可使患者身体轻快、快眠快便，从而逐步提高自身的耐受力、决断力、意志力等。

（8）增强心肺功能。

运动可使全身代谢旺盛，氧气和二氧化碳交换加频，肺活量加大，肺泡与毛细血管接触面积加大，血液循环加速，心每搏输出量增加，进而起到增强糖尿病患者心肺功能的作用。

专家提示

正确的运动能帮助糖尿病患者控制血糖，延缓并发症的发生和发展；而不适当的运动则适得其反。糖尿病患者开始运动前，应咨询医生，对身体状况进行了解和评估，明确所患糖尿病类型、血糖水平，所用药物类型及运动风险，有无并发症和重要脏器功能障碍等，然后选择适合自己的运动方式。

老年糖尿病患者的运动

许多老年糖尿病患者经常咨询医生，自己可以进行运动吗？回答当然是肯定的。老年糖尿病患者除饮食控制和药物治疗外，也应进行适度的运动。在上文中我们已经介绍了运动对糖尿病患者的治疗作用，这些作用也同样适用于老年糖尿病患者。

不过，老年糖尿病患者一定要根据自己的爱好、习惯、体质情况，来选择适合自己的运动项目和适当的运动量。

（1）运动项目。

老年糖尿病患者进行运动时，一般以可行锻炼为主，如慢跑、医疗体操、保健功、太极拳、跳舞、游泳、骑车等，也可以做糖尿病保健操。

（2）运动强度。

运动强度对老年糖尿病患者来说非常重要，运动强度不够，达不到锻炼的目的；运动强度太大，老年人过度劳累，反而会适得其反。运动的强度可用运动中每分钟的脉率作参考，简单的计算公式为"运动中脉率＝170－年龄"。运动量应由小渐大，以能耐受为度。至于运动的频度，以每周 4～6 天，每天 30 分钟左右为宜。

（3）运动时间。

一般合适的运动时间是在进餐 1 小时以后，此时能较好地避免发生低血糖，从而达到较好的锻炼效果。另外，要注意口服降糖药或应用胰岛素之后不可立即运动，以免造成暂时性低血糖。

（4）贵在坚持。

老年糖尿病患者进行运动时也要注意持之以恒，不能操之过急。有时可能会出现病情反复发作的情况，要不怕失败，与医生一起及时总结正反两方面的经验，不断改进治疗方案。

专家提示

40 岁以上的中老年糖尿病患者最好在锻炼前先做某种形式的运动应激试验，探明适宜的运动量，以避免剧烈的体育运动伤害到自己。

不适合运动的糖尿病患者

大多数糖尿病患者可进行适当的运动来控制血糖，延缓糖尿病及慢性并发症的发生和发展。但研究表明，有一部分糖尿病患者或处于某特殊阶段的糖尿病患者，并不适合参加运动。

（1）1型糖尿病患者，尤其是"脆性糖尿病"患者。这类患者胰岛功能几乎完全丧失，胰岛素严重缺乏；而运动会使血糖升高，脂肪分解增加，在缺乏胰岛素的情况下，不能氧化分解酮体，从而增加酮症酸中毒的概率。所以此类患者在血糖没有得到很好控制之前，不要参加运动锻炼。

（2）近期有明显的眼底出血、视网膜剥离及青光眼的糖尿病患者，应在病情得到有效控制后再参加运动。

（3）有糖尿病肾病，尿中有蛋白、红细胞及管型者应主动减少运动量。

（4）血压明显升高，大于170/110毫米汞柱的患者应暂停运动。

（5）有严重的心律失常、心功能不全、心绞痛或心肌梗死的患者应中止运动。

（6）有明显糖尿病神经病变，影响四肢、肌肉感觉的糖尿病患者，必须在有效的保护和监测下进行运动。糖尿病足患者必须进行评估，降低运动量，严重者应避免进行体育锻炼。

（7）合并急性感染和肝肾功能不全的患者不应参加

运动。

（8）尿中有酮体的患者应禁止运动。

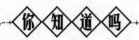

口服降血糖药后经常出现低血糖的糖尿病患者，不宜参加体育运动。

适合运动的糖尿病患者

肥胖型糖尿病患者最适合运动。因为肥胖患者坚持运动锻炼，不仅能够减轻症状，促进脂肪的利用，起到减肥、健美之效，还能较好地预防各种并发症的发生。

其次，那些经适当胰岛素治疗，病情比较稳定的1型糖尿病患者也可进行运动。

再次，空腹血糖一般在 11.1～16.7 毫摩尔/升（200～300 毫克/分升）以下者均可运动，在这个范围以上者需酌情安排运动量。

最后，对某些并发症如动脉硬化、冠心病、高血压病等患者，应根据具体病情，采用散步等小运动量方式进行运动。

做好运动前的准备工作

适当运动对糖尿病患者来讲必不可少，但在开始运动前一定要做好准备工作。

（1）运动前的检查工作不可少。

糖尿病患者在进行一项新的运动方案之前，应到医院进行一次全面系统的检查，包括血压、血糖、糖化血红蛋白、心电图、眼底、肾功能等检查，有时心功能检查也有必要。患者应该听从医生的建议，请其为自己制订合理的运动计划，保障自身的安全。

（2）运动前的衣着准备工作不可少。

糖尿病患者运动锻炼之前，要选择合适的鞋袜，要特别注意鞋袜的密闭性和通气性，宜穿宽松、鞋底柔软舒适、通气好的鞋。运动时应穿合适的衣服，以防止身体暴晒、中暑或体温下降。应选择安全的运动场地，寻找合得来的运动伙伴，避免单独一人运动。应该随身携带预备处理低血糖的食品，如糖块、饼干等，并携带糖尿病急救卡片。

（3）运动前的饮食不可少。

锻炼前1小时，糖尿病患者应适当进食一些食物，喝一点运动饮料来补充能量，这会在一定程度上提升运动质量。可以选择一些易消化、高营养的食物；如果不能饮用运动饮料，用白开水代替也是可以的。

（4）运动前的热身工作不可少。

热身时间并不是让人上洗手间、喝水或和别人聊天的，而是需要用这段时间来疏通筋络。只有当机体变热，血液循环加速，关节和肌肉得到充分的运动后，才会减少患者在运动中受伤的概率。

专家提示

糖尿病患者无论进行何种运动，都应该在每次运动前和运动后测试血糖水平。如果运动时间较长，运动中间也要进行测量。

在适宜的时间进行运动

由于糖尿病患者的血糖本来就不稳定，而运动会消耗能量，也能导致血糖波动更大。如果患者没及时加餐，运动量又过大，就很容易在运动中发生低血糖昏迷。因此选择好适当的运动时间，对糖尿病患者来说非常重要。

糖尿病患者应尽可能在饭后 1 小时参加运动，尤其在早餐后是运动的最佳时间。因为这时可能是一天中血糖最高的时候，选择这一时间运动，往往不必加餐。

在运动时，注射胰岛素的患者注射时尽量不选大腿肌肉等运动时会剧烈活动的部位。

有些患者习惯于早饭前运动，可分为几种情况，分别对待：

如血糖＞6.6 毫摩尔/升，可进行运动。

如血糖在 6.0 毫摩尔/升左右，应先补充 10～15 克的碳水化合物再运动。

如低于 6.0 毫摩尔/升，则要进食 30 克碳水化合物后方可运动。

长时间大运动量运动后的降糖作用持久，如爬山、郊游等，应及时增加进食量。

需要指出的是，只有持之以恒地运动，才能对糖尿病患者起到治疗作用，因此，糖尿病患者一定要坚持运动，不能"三天打鱼，两天晒网"。

专家提示

糖尿病患者不要在胰岛素或口服降糖药作用最强的时候运动，否则有可能导致低血糖；还要尽量避免晨起服药后出去运动，然后再回家吃早餐的情况。

运动要保证"安全第一"

运动是糖尿病防治的主要方法之一。经常运动，能够控制病情，减少并发症。要达到这一目的，就要注意安全运动。

那么，糖尿病患者怎样运动才安全呢？

（1）定时定量。为防止运动中出现低血糖反应，糖尿病患者的运动时间应该相对固定，以在饭后 1 小时运动为适宜；除运动时间规律外，还应注意运动量的恒定或循序渐进，不能忽大忽小以致血糖波动。

（2）选好注射胰岛素的位置。运动前注射胰岛素最好选在腹部等肌肉运动少的部位，若注射在四肢，运动量大会加快胰岛素的吸收，进而引发低血糖。

（3）糖尿病卡应随身携带。糖尿病卡上应包括你的姓名、年龄、地址及联系电话，现在使用的胰岛素或口服降糖药的剂量等，如果出现意外可方便其他人进行救治。还需随身携带零钱及糖果等，若感到不舒服或需要帮助时应立即打电话求助，当血糖较低时需及时进食糖果等食物，避免低血糖发生。

（4）保护好双脚。运动时应选择合脚及透气的鞋袜。糖尿病患者的双脚是最易受伤害的部位，因此应每天坚持洗脚并细心检查足部，以便发现感染、红肿、青紫、水泡等症状。

（5）注意天气。尽量避免恶劣天气出行，不要在酷暑及炙热的阳光下或严冬凛冽的寒风中运动。

专家提示

糖尿病患者运动中如果出现腿痛、胸痛或胸闷等症状，应立即停止运动，原地坐下休息，并尽快到附近医院就诊。

提高糖尿病患者运动积极性的方法

运动是治疗糖尿病的基本方法之一，但有些糖尿病患者无法长期坚持下去，如果这样，其疗效就会大打折扣。那么，怎样才能让糖尿病患者长期坚持运动呢?

(1) 制订每天的运动计划。可将每天的运动计划写下来，放在醒目的地方，提醒自己去运动。家人也要将运动对糖尿病的益处告诉糖尿病患者，跟他们一起制订运动计划，监督他们完成运动。

(2) 结伴锻炼。与朋友结伴进行锻炼，可使锻炼时不感到枯燥乏味；而且可通过同伴间的鼓励、竞争和指点，使锻炼变得更加有趣。此外，和朋友一起锻炼，还可以加强朋友间的沟通与交流，增进彼此间的感情。

(3) 选择自己喜欢的运动项目。由于性格、年龄、性别和文化背景不同，每个人喜爱的运动项目也大不相同。你不妨列出表格，仔细分析，从中选出自己感兴趣的运动项目，长期坚持锻炼下去。

(4) 不同运动方式交替进行。长时间进行同一运动也许会感觉单调，容易失去兴趣，这时可以选择其他喜欢的运动，每周轮流进行。例如，每周有两天慢跑；另外两天改为与朋友一起打网球、乒乓球或篮球；其他两天则可以在悠扬的音乐声中打太极拳、做操或跳舞；星期天与家人一起散步、购物、做家务等。

(5) 运动目标要切实可行。不要寄希望在短时间内就可以达到减肥和强身健体的目的。最好能制订一个长期目标，如在 1 年内通过运动减掉 5 千克体重；也许长期目标太渺茫，那么可以制订一个短期目标，如每周坚持运动 5 天等。

(6) 家人的鼓励不可少。家人在患者坚持完成一段时间的运动计划后，应该对患者予以鼓励，让其有一种成就感。

专家提示

糖尿病患者也可进行自我鼓励，为自己感到骄傲。坚持一段时间后，你会发现自己的肌肉较以前健壮了，力量较以前强大了，体质较以前更好了，血糖控制得也平稳了。

运动时的注意事项

糖尿病患者由于个人身体的特殊性，在进行运动时一定要注意下面几件事情：

（1）掌握好运动节奏。糖尿病患者要注意调整好运动节奏。在运动前要做简单的热身活动，逐渐加大运动量，使心、肺功能有一个适应的过程；在运动快结束时，至少要有5分钟的减速调整。

（2）把握好运动时机。患者应注意不要在胰岛素和口服降糖药物发挥最大效应时做运动锻炼，如1型糖尿病患者空腹时运动，容易诱发低血糖。为了做到有备无患，患者在运动时，可备几块糖果，以便急用。

不要空腹运动，以免出现低血糖休克，锻炼前应喝1杯牛奶或吃几块饼干。应随身带着糖果、点心做运动，若运动时出现饥饿感、心悸乏力和头晕出汗等低血糖前兆，应立即补充能量。

（3）把握好运动进度。运动进度取决于个体的体能、健康状况、年龄以及运动训练目标。因为糖尿病患者胰岛素缺乏，不能像正常人那样随生活中各种情况引起的血糖变化而相应地调节胰岛素的分泌，故在生活、饮食、用药和运动等方面，都应定时、定量，使自己时刻处于平衡状态之中。

（4）做好自我监测。糖尿病患者在进行体育锻炼时，除应注意糖尿病的相关事宜外，还要特别注意运动时和运动后可能出现的不良反应。糖尿病患者在进行运动后，常会出现下面这几种不良反应：

心绞痛：有些中老年人在运动时和运动后，可能会出现胸部、上肢、颌骨或颈部疼痛、不适或沉重感，这时应考虑发生心绞痛的可能，立即停止运动，坐下休息。如疼痛不止，应服用硝酸甘油或迅速找医生处理。

心律失常：运动时应对心率进行自我监测，如发现脉搏不规则，应请医生进行详细检查，判明是否存在心律失常。如心率达到或超过自己目标心率的上限，且停止运动后心率仍很快，则可能是运动过度所致，应降低运动量，并随时注意监测脉搏。

脑供血不足：运动时出现头晕、头痛、冷汗、面色苍白时，应考虑是否是脑供血不足，并立即停止运动，平躺，并抬高下肢。当运动中出现呼吸困难、急促或恶心、呕吐，或在运动后 24 小时仍感到疲劳和睡眠困难，通常是运动量过大的表现，应减少运动强度及运动持续时间，并在以后锻炼时先做好充分的准备活动。

肌肉痉挛：运动时小腿前侧或沿胫骨出现疼痛或腓肠出

现肌痛、痉挛，常常是由下肢循环不畅或肌肉炎症引起的。处理的方法是穿厚软底鞋或加厚软鞋垫，尽量避免在水泥地上运动，必要时应寻求医生的帮助。另外，下肢或髋骨肌肉疼痛或痉挛，可能与运动前未做充分的准备活动有关，这时通常可采取伸展痉挛肌肉、按摩、洗热水浴等办法来缓解症状。

两肋胀痛：两肋胀痛是一种在运动中比较常见的症状，多由膈肌或呼吸肌痉挛导致。处理的方法是取向前倾斜的坐位，按揉肋部来缓解疼痛。

关节炎：关节活动强度过大，可能导致髋、膝、踝或肩部的关节发生炎症，这时应立即休息，待关节消肿后再运动。另外，改变运动方式，穿厚软底运动鞋，从低强度开始逐渐增加运动量，可以预防关节炎的发生。

专家提示

运动要与饮食疗法和药物疗法互相配合协同，不能偏废，这样才能有效控制糖尿病。运动时，要保持心情愉快、积极乐观。体育锻炼还可与日光浴、空气浴、淋浴等相结合。

糖尿病患者运动三步曲

和正常人一样，糖尿病患者运动时也应遵循一定程序，按部就班地进行，这样才能取得良好的效果，不伤害身体。

（1）热身。在正式运动开始之前，应先做些准备活动，如活动一下四肢，伸伸腿、拉拉胯，活动活动各个关节和肌群，增加全身的柔韧性，使心率有所增加，为较大运动量做准备。

（2）运动。开始运动后，要随时自测心率、呼吸等，切忌不顾自己的身体状况盲目运动。要让心率持续保持在"有效心率范围"内，并坚持下去。一般而言，每周的运动不能少于3次，每次半小时，否则无法达到满意的效果；如能每周5次甚至天天锻炼，效果则更加理想。但是仅在周末进行突击锻炼，对糖尿病患者来说却是百害而无一利的。

（3）恢复。运动过后，应进行放松整理活动，使心率和血压慢慢下降。某些糖尿病患者有神经病变、血管调节功能障碍等，如果突然停止运动，可引起血压急剧下降而造成头晕、眼前发黑，甚至发生晕厥，这些患者更应进行放松调整运动。在进行整理活动时，可以做做局部运动，如俯卧撑、仰卧起坐等，以对前面运动中活动不够的部位进行补充锻炼。

需要指出的是，运动时间长、运动强度大的患者，即使没有出现低血糖反应，也要主动补充一些食物和糖分，以免发生运动后延迟性低血糖。

专家提示

糖尿病患者运动后不应马上说话或进行冷、热水浴，而应把汗水擦干，待脉率恢复到正常时再进行温水淋浴。

糖尿病患者运动中防止发生低血糖的方法

由于运动能消耗能量，降低血糖，因此糖尿病患者在运动时应时刻防止出现低血糖的问题。

（1）运动中预防低血糖发生的方法。运动时一定要随身携带甜点等食物以防低血糖的发生；要随身携带糖尿病急救卡片；运动前后要监测血糖。若在餐后 1 小时开始运动，此时血糖浓度较高，不易发生低血糖。如果运动量较大或是有额外的运动，可适当减少常规胰岛素的剂量或增加进食量。胰岛素的注射部位不要选择大腿，运动能加快大腿部位胰岛素的吸收，因此最好选择吸收较稳定的腹部皮肤注射。避免单独运动，还应教会同伴处理低血糖的基本方法。运动后的降血糖作用可以持续 12 小时以上，一旦运动形成规律后要适当调整饮食和胰岛素剂量，使三者达到新的平衡。

（2）运动中发生低血糖后的处理方法。运动中或运动后若出现饥饿感、心慌、冷汗、头晕及四肢无力等表现时，就提示可能出现低血糖了。但此时不要惊慌，可以试着做如下处理：立即停止运动，服下随身携带的甜点或食物，一般休息数分钟后，低血糖可缓解；如 10 分钟后症状无明显好转，可再进食；严重时可让身边的人通知自己家人或送到医院治疗。

专家提示

为了防止出现低血糖，糖尿病患者尽量不要在空腹时或餐前运动。

糖尿病足患者的运动方法

运动对糖尿病有治疗作用，但如果有足部病变时，糖尿病患者还能进行运动吗？糖尿病足是糖尿病最常见的并发症之一。它的发生有两种情况：一是足部有开放性病变（如溃疡、感染、坏疽等）；二是足部虽然没有开放性病变，但存在有发生病变的危险因素，如神经病变、血管病变（通常称为危险足）等。原则上，有开放性病变的足部不适合运动，因为负重受压可使足部病变进一步加重。那么没有开放性病变的危险足该如何进行运动呢？

糖尿病危险足主要有神经病变足、血管病变足、畸形足、既往曾有溃疡史足四种情况。其实有危险足的糖尿病患者是可以运动的，因为适当的运动可改善下肢与足的血液循环，但在运动时应注意下面的情况：

神经病变足最常见者为感觉神经病变导致的无知觉足。足因为能感觉神经病变而不能感知各种不适，不能感知受到的创伤或已发生的病变，因此不能对已有问题的足进行及时的护理或治疗，即足缺少保护性感觉。运动神经病变可导致足部畸形，使足部异常突起的部位受到压迫；植物神经病变使足部肿胀，穿鞋不适也可受到压迫。神经病变是发生足溃疡的主要原因，因此足部有神经病变的患者在运动时要特别注意对足的保护与护理。

首先要选择合适的鞋，可选运动鞋或布鞋，大小要合适。有足畸形或足肿胀时尤其要注意，绝不能赤足或穿凉鞋运动。每次运动前要注意检查鞋内有无异物，鞋内有无破损

（不能穿有破损的鞋或经过修理的鞋）；运动后要仔细检查足部有无红肿或受压的痕迹（如果有，说明鞋不合适）。一旦发现足部有皮肤破溃，应及时到医院就诊。有足畸形或足肿胀的患者应以散步为宜，不宜做较剧烈的运动。

患者发生血管病变时也应注意对足的保护，因为血管病变足对溃疡的抵抗降低，而且一旦发生溃疡很难愈合。如果运动后出现下肢疼痛，就提示血管病变较重，此时应立即停止运动并到医院就诊。

如果患者足部有开放性病变，有坏疽、急性溃疡合并感染、严重神经病变导致夏科氏关节时，患者应卧床，不能行走。如果有慢性溃疡但没有感染时，患者应使用特殊的鞋或鞋垫，以保证运动时溃疡处不受压迫。

专家提示

有糖尿病足的患者在运动之前最好能咨询一下医生，在医生的指导下进行运动，并要掌握好运动时间和强度。

糖尿病患者游泳要科学

游泳作为一种运动形式，适合大多数糖尿病患者。专家认为 2 型糖尿病肥胖者的血糖在 16.7 毫摩尔/升（300 毫克/分升）以下者，以及 1 型糖尿病稳定期患者均适宜游泳。游泳对糖尿病患者而言，具有以下好处：

游泳是在阳光、空气、冷水三者兼备的良好自然环境中进行的，糖尿病患者在游泳的同时，还可以进行阳光浴、空气浴和冷水浴。

游泳是一种全身性的运动，因而它对疾病的治疗也是一种综合性、全身性的治疗。

游泳能增强人体各器官、系统的功能，糖尿病患者通过游泳可使已衰弱的器官、系统的功能得到恢复和增强，从而使疾病得到治疗。

游泳既可陶冶情操，磨炼意志，培养人同大自然搏斗的拼搏精神，又能使患者建立起战胜疾病的信心，克服对疾病畏惧、烦恼的消极心理，有利于健康的恢复和疾病的治疗。

需要指出的是，游泳要长期坚持，一定要选择饭后1小时左右进行，不可空腹及睡前游泳。游泳时以不觉吃力或感觉吃力尚能坚持，游后心率约为（170－年龄）次/分钟为宜；或稍觉疲劳，休息后即可恢复为度。一定要随身携带糖尿病卡及糖块、饼干等，一旦发生低血糖马上能采取补救措施。

为避免患者游泳过程中出现低血糖，可在运动前后监测血糖，如血糖波动幅度较大，运动后血糖小于6毫摩尔/升（110毫克/分升），可于运动前进食20克碳水化合物。另外，要想既达到运动效果又保证患者安全，需先行必要的医学检查，以避免冠心病、高血压病等严重并发症的发生。糖尿病患者不可盲目参加游泳锻炼，以免加重病情或出现危险；最好在医生的指导下确定游泳的强度、坚持时间和游泳的频度。

散步让你远离糖尿病

适合糖尿病患者的有氧运动莫过于散步了，不过糖尿病患者要想达到理想的锻炼效果，一些走路的小技巧是不可忽视的。

（1）散步姿势要正确。

散步时，姿势非常重要。如头要正，目要平，躯干自然伸直（沉肩、胸腰微挺、腹微收），这种姿势有利于经络畅通，气血运行顺畅，使人体活动处于良性状态。

步行时，身体重心要前移，臂、腿配合要协调，步伐要有力、自然，步幅要适中，两脚落地要有节奏感。

步行过程中，呼吸要自然，应尽量注意腹式呼吸的技巧。做到呼气时稍用力，吸气时要自然，呼吸节奏与步伐节奏要配合协调，这样才能在步行较长距离时减少疲劳感。

步行时，要注意紧张与放松、用力与借力之间相互转换的技巧，也就是说，可以用力走几步，然后再借力顺势走几步。这种转换可大大提高步行的速度，而且感到轻松，节省体力。

步行时，与地面相接触的一只脚要有一个"抓地"动作（脚趾内收），这样对脚和腿有促进微循环的作用。

（2）掌握好散步速度。

步行快慢要根据个人的具体情况而定。有研究发现，以每分钟走 80～85 米的速度连续走 30 分钟以上时，防病健身作用最明显。

糖尿病患者的散步方法包括普通散步法、快速散步法、定量散步法（医疗步行）、摆臂散步法和摩腹散步法五种。

①普通散步法。普通散步法是用慢速（60～70 步/分钟）或中速（80～90 步/分钟）散步，每次 30～60 分钟，适用于一些糖尿病患者。

②快速散步法。快速散步法是指每小时步行 5000～7000 米，每次锻炼 30～60 分钟，适用于轻型和肥胖糖尿病患者。当你感到情绪低落，对什么事情都提不起兴趣时，不妨快走十几分钟，就能使心理恢复平衡。

③定量散步法。定量散步法又称医疗步行，是一种对步行距离、速度和坡度有一定要求的步行方法。

200～600 米的平路，用每 2 分钟走 100 米的速度进行，每走 100～200 米后休息 2～3 分钟。

400～800 米的平路，用每 3～4 分钟走 100 米的速度进行，每走 100～200 米后休息 3～5 分钟。

800～1500 米的平路，用 15～18 分钟走完，中间可休息 1～3 次，每次 3～5 分钟。

步行两段 1000 米的平路，每段用 15～20 分钟走完，中间休息 3～5 分钟。

2000 米的路，其中要走一段斜坡，用 25 分钟走完 1000 米，中间休息 8～10 分钟。

以上 5 条不同距离的路线，一条比一条远，从第一条开始练习，逐渐增加运动量。

一般每条路线最少练习 1 个月，自己觉得能够适应时，才换下一条路线，时间可以灵活掌握。

④摆臂散步法。摆臂散步法是散步时两臂用力向前后摆

动，可增进肩部和胸廓的活动，适用于糖尿病并发呼吸系统疾病的患者。

⑤摩腹散步法。摩腹散步法是指一边散步，一边按摩腹部，这是中医传统的保健方法。孙思邈在《千金方》中就指出"少食饱行百步，常以手摩腹数百遍……则益人无百病"。现代医学认为，轻松的散步及柔和的腹部按摩，能促进胃液的分泌，加强胃肠道的蠕动，有助于防治消化不良和胃肠道等慢性疾病，对治疗糖尿病性便秘非常有利。

专家提示

糖尿病患者散步时，一定要选好场地。尽可能地选择空气清新、环境幽静的场所，如公园、操场、庭院等。

适合老年糖尿病患者的瑜伽

近年来，瑜伽风靡全球，它是集医学、科学、哲学于一体的运动形式，对糖尿病也有治疗作用。糖尿病患者可采取弯曲胰脏后面的脊背等瑜伽运动方式，达到平衡内分泌的效果。中老年糖尿病患者，可多做一些能刺激胰腺的体位运动，比如瑜伽中的"战士一式、风吹树式、三角式"等。

（1）战士一式。

两臂向前平伸和地面平行，右手在前，左手在后，手背向上，两脚分开，距离约两倍的肩宽，右脚转向右侧，左脚尖也略向内扣，右腿弯曲到小腿和地面垂直，右大腿基本和地面平行，左腿伸直，两脚全脚掌踩地，脚跟不能离开地面。脊椎和地面垂直，头顶心向正上方，保持 5 个呼吸的时间后左右交换。

（2）风吹树式。

两脚分开同肩宽，合掌吸气向上，两臂贴两耳，呼气时手臂和上身向左侧到最大限度，不能前倾，和背部基本处于一个平面上，感觉右侧腰部的拉伸，保持 5 个呼吸的时间后左右交换。

（3）三角式。

两脚分开同两倍的肩宽，左脚转向左侧，右脚尖也略向内扣，呼气时左手向下到左脚外侧撑地，右手向上，两臂在一条直线上，目视上方，保持 5 个呼吸的时间后左右交换。

（4）椅子式。

合掌站立，双脚并拢，呼气时两腿弯曲下蹲，脚尖踩地，脚跟离地，臀部坐在脚跟上，腰背挺直，保持平衡，目视前方，下巴内收，保持 5 个呼吸的时间后放松还原。

专家提示

中老年糖尿病患者在进行瑜伽练习时，要注意做到轻、缓。如做一些从下往上或者动作幅度较大的练习时，要缓慢运动身体，以免起身过快而引发脑出血、心肌梗死等急症发生。

第 7 章

调整心态，让糖尿病走远

研究表明，糖尿病病情的好坏，患者的心理因素起到重要作用。因此，在糖尿病的治疗中，不能忽视对患者心态的调整以及对患者情绪的控制。事实上，患了糖尿病并不意味着失去一切。只要心态平和、充满自信、积极治疗，就能像正常人一样生活在阳光下。

健康测试

糖尿病患者，你的心理健康吗

在糖尿病的治疗过程中，心理调适非常重要。如果糖尿病患者的心理不健康，没有正确对待病情的态度，病情就无法得到良好的控制。怎样才能知道自己的心理是否健康呢？

根据自己的实际情况，回答下面这些问题。符合自己的就回答"是"，不符合的就回答"不是"。

（1）总认为自己做对的事情很少。

（2）感觉自己被强迫、被欺负、被逼入绝境。

（3）消化不良。

（4）总是没有胃口。

（5）总是失眠。

（6）头晕眼花，心跳过速。

（7）对自己总是感到失望。

（8）总是有疲惫不堪、心力交瘁的感觉。

（9）总是很烦躁，无力应对琐碎的事情。

（10）晚上也无法放松自己。

（11）半夜或凌晨时分常常被惊醒。

（12）难以做出决定。

（13）心中总是充满担忧与恐惧。

（14）对生活缺少热情，即使得到自己想要的东西也无动于衷。

（15）不愿意尝试新的改变。

测试结果

如果以上 15 题中，你有一半以上的题目回答为"是"，那么，你一定要提高警惕。因为你的身心已经有了困扰，如果不及时调整和放松的话，极有可能出现更大的问题。

糖尿病治疗重在养心

众所周知，一个人罹患疾病的时候，除了身体上的痛苦以外，还存在着心理上的折磨。到目前为止糖尿病尚无有效治愈的方法，还是一种终身性疾病，此外，如果血糖控制不力，还可能发生累及各个系统的多种并发症，因此糖尿病患者承受的精神痛苦更为深重。

大多数糖尿病患者想到疾病将伴随终身时，心里就会非常难过，常表现为精神抑郁、心情不畅。此种心态自然会削弱机体的免疫功能，使机体抵抗力下降，不利于糖尿病的控制，甚至还会严重影响糖尿病的治疗效果。

新发糖尿病患者以早期治疗为好，已患病数年者也不要对生活失去信心。医学在不断地发展，患者不应该被所谓的"终身疾病"吓倒。据专家介绍，糖尿病目前虽不能根治，但若能通过普查，及早发现其糖代谢有异常，并加以干预治疗，是可以得到控制的。

心理与生理是相互影响的，这种相互影响既可以负性循环，也可以正性循环。糖尿病是慢性内分泌代谢性疾病，从中医的发病机制来看，情志创伤是其中重要一环，所以调和情志是糖尿病康复的重要内容。

心境、精神刺激、思想负担等心理活动，可以影响人体生理功能，尤其对内分泌、新陈代谢的影响是很大的。良好的心境既有益于人体胰岛素的正常分泌，又有利于调节脑细胞的兴奋度和血液循环，进而促进胰岛素的分泌，对糖尿病的治疗和康复起到良好的功效。

因此，糖尿病患者的心理治疗忽视不得。

专家提示

如果糖尿病患者总是焦虑不堪、承担着巨大的压力，不妨向自己的主治医生倾诉一下。医生将会让你了解更多的糖尿病知识，帮你树立起战胜疾病的信心。

糖尿病患者要树立正确的疾病观

"生老病死"是大自然万事万物的发展规律，人类亦如此。中医认为"邪之所凑，其气必虚"。尤其是老年人，机体功能减退，更易患上各种各样的疾病，但患病后每个人的心态却大不相同。那么，患了糖尿病后应如何看待这种疾病呢？

（1）面对现实，泰然处之。既然已确诊为糖尿病，就应对它有个全面、正确的认识。有的人认为患了糖尿病就如同感冒发热一样，经过一段时间治疗就会痊愈，因而抱着过分乐观的态度；有的人则恰恰相反，过于悲观消沉，认为糖尿病无法根治，因此自暴自弃，产生抑郁、紧张、烦躁情绪。其实这些认识都是错误的。糖尿病是由多种因素诱发的，是以糖、蛋白质、脂肪代谢紊乱为特征的全身性代谢性疾病，它需要定期监测、终身治疗。非正规间断性的治疗是无益的，不积极治疗更是有害的。其实只要严格按照医嘱进行正规治疗，病情完全可以得到良好的控制，糖尿病患者也可以像正常人一样生活并且长寿。

（2）豁达开朗，积极治疗。自行增减降糖药物或长年维持一个药量不变，以为就可以一劳永逸式的治疗思想都是错误的。糖尿病患者需要定期监测有关指标，若病情有变化，则需要分析其产生的原因，进而从心理、饮食、运动、药物等方面加以调整，以期达到最佳疗效。有的患者觉得定期监测太麻烦，没有什么特别不适就不去医院复查，其实这是因小失大的行为。因为有些并发症是在悄悄地发展着的，只有通过全面系统的检查才能发现。经常定期监测有关指标，可以防微杜渐，防止或延缓并发症的发生、发展。

专家提示

糖尿病患者要抱着科学的态度，既要了解糖尿病，重视糖尿病，又要懂得治疗糖尿病的必要性、可行性，保持乐观开朗的性格，从各个方面配合治疗。

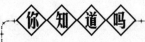

情绪变化对糖尿病患者的影响

情绪变化是人体感受外界刺激而产生的心理活动的外在情志反映，包括喜、怒、忧、思、悲、恐、惊七种，中医称为"七情"。在正常情况下，七情对人体健康影响不大，也不会引起什么病变，但如果太过，则会成为致病的主要原因之一。中医认为"怒伤肝""喜伤心""悲伤肺""思伤脾""恐伤肾"，说明七情太过，则易伤五脏而导致疾病的发生。目前，医学上已从单纯的生物学模式发展到"生物—心理—医学"模式。研究发现，糖尿病的发病不仅与病毒感染、遗传基因障碍、胰岛素抵抗等因素有关，还与社会环境、心理因素有很大的关系。过度的忧思、悲愤、恐惧等不良精神的刺激，可以使患者体内某些升糖激素升高，从而诱发或加重糖尿病及其并发症，甚至导致某些急性并发症，如酮症酸中毒等的出现。

糖尿病患者的自我心理护理

在糖尿病的治疗中，心理护理非常重要。那么，糖尿病患者怎样进行自我心理护理呢？

（1）正确认识糖尿病。这是糖尿病患者克服心理障碍、发挥主观能动性、战胜疾病的关键。只有从本质上认识糖尿病，并有信心战胜它，才能调动积极性来配合医生的治疗，取得良好的疗效，像正常人一样生活、工作和学习。

说糖尿病是终身性疾病，是因为目前的医疗技术水平尚不能根治，但不能根治的疾病有很多，比如常见的高血压病，涉及人群很多，通常也需要终身服药来控制血压。但和糖尿病一样，只要进行正规治疗，这些病都是可以控制的，这些患病者也完全可以像正常人一样，享受美好的人生。在现实生活中，糖尿病控制得好的患者随处可见，他们胜任自己的工作，为社会主义建设贡献出他们的聪明才智，创造了人生的辉煌。许多的调查资料也证明，糖尿病控制得好的患者，基本上可享受正常的寿命。另外，只要控制得好，不发生严重并发症，就有机会迎接真正"根治"疾病时代的到来。

而长期的恐惧心理、精神抑郁，会导致身体内分泌进一步紊乱，使有抗胰岛素作用的激素分泌增多，加重糖尿病，血糖升高，甚至引发酮症酸中毒，所以消除精神紧张、保持乐观的情绪，在糖尿病的治疗中是很重要的。像打仗一样在战略上藐视它，在战术中重视它，对糖尿病不惧怕；但在具体治疗中要重视每个治疗环节，逐步实施各项治疗及监护计划，克服畏难情绪，长期坚持治疗，一定可以使糖尿病得到良好的控制。

（2）创造和谐的工作与家庭环境。要克服动辄发火的暴躁情绪，养成大度、遇事冷静的习惯，保持稳定的情绪，创造和谐的工作环境和家庭环境。工作中，要注意同事间的关系，和睦相处，创造一个工作上相互支持、生活上相互关心的工作环境；回家后要与家人相互理解，建立祥和的家庭气氛。这样的工作及生活环境有利于保持良好的心情，更有利于糖尿病的治疗。

（3）克服急躁畏难情绪，搞好自我监测。糖尿病需要长期进行自我监测，以利于更好的治疗。患者需要克服急躁、怕麻烦等畏难的心理障碍，因为这些心理障碍会影响病情的监测。家人要关心理解患者，一旦患者出现不耐烦的情绪时，就要及时帮助他们并协助做好监测；而患者也应理解亲人的心情，不要伤亲人的心，同时要克服心理障碍，共同争取达到控制糖尿病的最佳状态。

（4）纠正对糖尿病的错误认识。初患糖尿病的患者常因对糖尿病缺乏认识，而存有不同程度的消极、疑惧、悲观等情绪。为了减少这些情绪，患者可多向医生、护士寻求帮助，主动了解自己的病情，掌握糖尿病知识，增加自我调节能力。自己也可多到户外活动，呼吸新鲜空气。要知道，适当的运动能使心情舒畅，并有利于葡萄糖的利用，降低血糖。因此，患者要根据疾病的需要及某些活动的可行性及有益性，积极参加活动，劳逸结合，这样才能有助于糖尿病的稳定。

（5）不能忽视饮食。糖尿病患者的饮食护理至关重要，只有了解这一点，掌握自己的饮食规律，才能持久地控制好血糖。

（6）乐观地面对生活。不要以为自己患了糖尿病就到了世界末日。随着科学技术的发展，更好的降糖药物、治疗方法也可能会被研发出来。只要保持乐观的心态，一切皆有可能。

专家提示

如果觉得自己意志消沉，不妨出去旅游一趟吧。看风景的同时，也可让自己的心情尽快恢复平和。

糖尿病患者的心理误区

研究表明，糖尿病的发生、发展、预后均与精神因素密切相关。尤其是患病后，心理因素在糖尿病治疗上扮演着重要角色，患者和医生都理应予以高度重视。糖尿病患者往往容易陷入下面这几个心理误区，而使疾病得不到有效治疗。

误区一：不够重视。

糖尿病早期患者一般都是症状较轻甚至根本没有症状，有的还可能反常地"红光满面"，给别人一种"体格健壮"的假象。有的患者误认为血糖高对身体健康并无大碍，故对疾病不重视；甚至还有患者怀疑医生诊断有误，拒绝改变饮食习惯，拒绝配合医生服药治疗。

误区二：恐惧、焦虑。

由于糖尿病是一种难以彻底治愈的终身型疾病，而且随着病情的发展还会出现种种并发症，加上因缺乏相关知识或认识的片面化，难免会导致一些患者产生焦虑、恐惧的心理。他们恐惧自己被截肢而变成残疾人，恐惧疾患带来的难以想象的麻烦，更恐惧折寿和死亡。其实，糖尿病并非不治之症，其病死率远比许多疾病都低得多。绝大多数患者的病情都可得到有效控制，患者中的长寿者也比比皆是。

误区三：悲观、沮丧。

糖尿病患者很多是已进入老年的退休者，他们原本梦想着在辛苦一辈子后好好享受生活，但又患了这个病，因此往往悲观、沮丧。

误区四：抱怨、内疚。

有的患者在认识到糖尿病与遗传相关时，便抱怨父母乃至祖辈怎么偏偏把病"传"给了自己。罹患有糖尿病的家长在得知子女也罹患上糖尿病后，便有了深深的内疚感。

误区五：抗拒治疗，和医生对立。

如果对患者的负面情绪听之任之，时间一长便很可能发展至跟医护人员和家人的情绪对立，甚至抗拒积极治疗。此外还有一些患病时间较长，并发症多且严重，而治疗效果又不明显的患者，很可能对用药或治疗失去了信心，最后自暴自弃地对医务人员采取不理睬、不信任、不配合的"三不"态度。

误区六：掉以轻心。

有些患者在经过一段时间治疗后，血糖成功地下降至正常水平，就自认为病已治愈而自行停药；并放松了对饮食的合理控制，也不注意劳逸结合，直到血糖又急剧上升、病情变本加厉时才后悔莫及。需要注意的是，这样的反反复复可能使得疾病更加难以治愈，甚至带来致命危险！

误区七：迷信药物。

对糖尿病患者来说，药物治疗当然是重要的，但过分依赖药物甚至迷信药物却又是要不得的。要知道，糖尿病的发生是在一定的遗传和环境背景下，由不良的生活习惯、精神心理等多种因素所致的。因此，在服用药物的同时，还应重视平衡饮食、控制体重、劳逸结合、调适心理、锻炼身体、戒烟限酒等非药物疗法，这样疗效才更为明显。

误区八：矫枉过正。

有的患者为了能更快地降糖，便过量、过频用药，或过度节食、过度运动，最后造成低血糖，严重的还可能导致昏厥。

专家提示

家有糖尿病患者时，家人一定不要对患者施加压力，要支持、鼓励他们运用自我保健手段控制糖尿病，避免他们陷入心理误区。

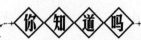

情绪对胰岛素分泌的影响

人体内胰岛素分泌的多少，除受有关内分泌激素和血糖等因素的调节外，还直接受植物神经功能的影响。许多糖尿病患者在饮食、运动、服药等方面做得很好，可血糖就是居高不下，这往往是情绪不稳造成的。当人紧张、焦虑时，交感神经兴奋，会直接抑制胰岛素分泌；同时还会促使肾上腺素分泌增加，也间接地抑制了胰岛素分泌。情绪因素对胰岛素分泌的影响在中老年人身上更为明显，当不良情绪反复、持久作用于机体时，就可能诱发糖尿病，并使糖尿病反复或加重。可见，要想控制好血糖，保持心态平和很重要。

糖尿病患者自我心理调适方案

糖尿病的发生、发展与人体心理因素息息相关，有些不良情绪如压抑、焦虑、精神紧张、悲观等，都会直接或间接地引起血糖波动，因此要控制糖尿病，患者先要学会进行自我心理调适。

（1）正视疾病。首先要明确到目前为止，国内外还没有找到能彻底根治糖尿病的办法；但是，糖尿病又是能被控制好的疾病。只要面对现实正视它，科学地对待它，血糖就会得到较好的控制，避免或延缓糖尿病并发症的发生与发展。

（2）精神放松。很多糖尿病患者常问医生自己的病情严重不严重，其实，不论病情轻重，只要科学地进行治疗，血糖都能被控制好。就算病情轻，也不能听之任之，不认真规范地进行治疗，这样就会导致血糖控制不稳，糖尿病的并发症也会越来越多、越来越重，最后甚至出现严重的、不可逆的后果。

（3）摒除错误观念。"能吃能喝不是病"是一种错误观念，糖尿病就是吃出来、喝出来的严重危害健康的疾病。尽管刚患糖尿病，三五年很少会致残或危及生命，但是一定要明白：从血糖升高的第一天起，糖尿病的并发症就开始了；一旦出现临床表现、功能障碍，治疗就十分困难了。

（4）生活有规律。糖尿病患者由于自身的胰岛素分泌不足，不能适应生活中的各种变化，因而，血糖就会忽高忽低。如果把自己的生活起居、饮食、运动安排得非常有节奏、有规律，血糖就不会出现大幅度的变化。尤其是那些在患糖尿病以前生活规律性不强的人，在患病以后，应当把自己的生活安排好，建立新的生活规律，才能保证糖尿病的治疗效果。

（5）加强体育锻炼和自我管理。糖尿病患者要加强体育锻炼，既可提高机体的抵抗力，同时还可培养自己的自控能力。往往人们的行为被限制以后会出现逆反心理，这是完全可以理解的，比如平常未必想起吃水果，现在患了糖尿病要限制吃水果，反而特别想吃了。忌烟限酒、控制饮食是治疗糖尿病重要的方面之一，因此不要存在"偶尔抽一支烟没关系""多吃一次没关系"的侥幸心理，往往有第一次就能出现第二次、第三次，这对治疗糖尿病是极其不利的。

（6）情绪保持稳定。情绪波动也会导致血糖升高，因此情绪的自控非常重要，需要长期的磨炼。只要时时刻刻有这种自控意识，一定会有收益。这就需要糖尿病患者做到：要避免家庭矛盾，不要生气，要心胸开阔，大事多商量，小事不计较；工作上的事情要以奉献为荣，不要过分看重名利、地位。要知道，任何人在工作中或生活上都不会一帆风顺，总会碰上不顺心的事，尤其是在评职称、涨工资、工作调动不顺利时，更容易引起情绪波动；而情绪波动会引起血糖的波动，使糖尿病病情加重。如果把"身体健康"放在这些问题之上，把不顺心的事置之度外，把"名利"淡然处之，就会把对健康不利的因素减小到最低，很好地控制住糖尿病。

（7）克服麻痹思想。随着患病时间的延长，很多糖尿病患者对疾病重视的程度会越来越淡漠，饮食控制越来越不严格，自我监测也越来越不认真，药不按时吃，血糖也不查，甚至又像没患糖尿病时一样，一切顺其自然、不管不顾，这样只会导致血糖的波动或升高，加速糖尿病并发症的发生。所以糖尿病患者必须要克服这些麻痹思想，保持对疾病的重视，通过长期的医疗实践，更多地学会观察病情、了解病情，掌握治疗疾病的知识和技能，把命运掌握在自己的手中，提高生活质量。

（8）健康的人际交往。糖尿病患者要多与人交往，参加有益的活动，因为丰富多彩的生活会使人心情舒畅、精神愉快，解除对疾病的紧张与烦恼，非常有利于血糖的控制。与更多的人交往，尤其是与其他糖尿病患者的交往，还可以让糖尿病患者之间相互探讨控制糖尿病的经验、体会，相互鼓励，相互帮助。

专家提示

许多糖尿病患者认为糖尿病既要控制饮食、加强运动、按时服药，又要进行血糖、尿糖的监测等，非常麻烦。尽管麻烦，患者也一定要克服这种"麻烦"心理，不要把治疗糖尿病的一些手段和方法看成"额外负担"。

解开糖尿病患者的心理疙瘩

无论是谁，在与糖尿病相伴的日子里，心里是不是都有过这样的心理疙瘩——否认疾病，或因疾病而心情烦躁，或从此背上沉重的心理包袱。如果是这样，患者又该如何解开这些心理疙瘩呢？

解开第一个心理疙瘩——否认自己得病。

许多患者在初次被诊断为糖尿病时，都会对自己说："不，我不会得糖尿病！"这是一种正常的反应。通过否认坏消息，可以避免自己陷入压抑之中；然后逐渐从否认中醒悟过来，按照可以应付的程度接受各类信息，一点一点地进行适应和调整。但有一部分患者常常继续否认自己的疾病，不控制饮食，不监测血糖，也不去治疗。常因低血糖或高血糖频繁发作而住院，直到出现心脑血管疾病、肾病、眼病等并发症时才醒悟，但为时已晚了。

因此，糖尿病患者应及早正视糖尿病，并对疾病负起责任。刚开始不要想一步到位，把血糖控制到极佳状态，这往往不易实现。不要着急，一步一个台阶，只要自己有了控制血糖的这种意识，制订一项长期计划和一系列短期目标，然后开始去执行。比如第一周先从改变自己的饮食开始，然后开始行走锻炼，每天监测血糖等。当你迈出第一步后，就会发现，其实控制糖尿病很容易。

解开第二个心理疙瘩——发怒。

许多糖尿病患者在患病一段时间后，常常变得焦虑不安或容易发怒，一听到别人说"糖尿病"三个字或提到相关的内容，心里就特别不舒服，总觉得是在说自己，实在控制不住就会向别人发一通无名火；有时因为注射胰岛素或测血糖而错过了某项活动时，也会感到很生气。还有一些患者脑海里总徘徊着一系列问题："为什么这种倒霉的事总落在我身上？""别的朋友看到我注射胰岛素时会说些什么？""我还能结婚生子吗？""我会不会因为糖尿病而截肢？"等。有时别人看来很正常的事情，在糖尿病患者看来就觉得别扭，特别想发火，甚至发完火以后自己也不明白到底是为什么。遇到这种情况时，你要认识到当人心情烦躁时都容易发怒，这并不只是糖尿病患者才有的问题；但长期无克制地发怒，不仅会使大多数人疏远你，还会加重糖尿病病情。当你发觉有发怒征兆时，应制止自己不要继续下去。这时，你可以闭上眼睛默数 10 下，放慢讲话的速度；同时放松呼吸，喝一点儿水，坐在椅子上，把双手放在侧面，做一下深呼吸。如果你仍因为别人谈论糖尿病的事情而生气，说明你还没有完全正视糖尿病；此时，可以选择走开，同时纠正自己的心态，使自己对糖尿病有一个正确的认识。另外，锻炼也是排解愤怒的好办法。当你焦虑时可以跑步或轻快地行走，这样不仅有助于稳定情绪，思考排解愤怒的方法，还能降低血糖。如果难以采取措施来克制发怒，那就找病友交流一下，适当的宣泄也可以消除心中的烦恼。

解开第三个心理疙瘩——思想压力。

糖尿病患者往往会有很大的思想压力，觉得自己的病会给家人带来沉重的负担，其表现为疲倦、头痛、精神紧张、胃部不适，甚至引起血糖急剧上升。如果经常感到压力太大、难以克制或者无能为力，下面一些方法可以使你放松紧张的情绪。

（1）呼吸锻炼。取坐位或躺在床上，双臂和双腿不要交叉。尽量保持室内安静，光线调暗一些。先深深吸一口气，然后尽量把气体全部呼出去。反复做几次，并在呼吸时放松各部位的肌肉。每次做5～20分钟，每天至少做一次。

（2）体育锻炼。参加每日的体力活动对缓解压力很有好处。你感到有压力时，就做一些短距离的慢跑、走路或骑一会儿自行车。

（3）放松疗法。通过把注意力集中在各组肌肉上来达到放松的目的。

（4）心理咨询。如果压力太大，而且找不出解决办法，应去找心理医生咨询。

（5）其他方法。看一段文章，背一首诗，听一段相声，会使你感到平静，甚至开怀大笑。

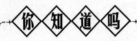

糖尿病患者可以考虑做一些新鲜事，以焕发活力，摆脱压力。中老年患者可以参加绘画班、看看演出、参加运动队或做些志愿者工作。

你知道吗

糖尿病患者的自我教育

被诊断为糖尿病后，患者会产生各种消极情绪也是很自然的。因此，专家指出，当患者被确诊为糖尿病之后，第一件要做的事是进行自我教育，去了解糖尿病是怎么一回事。很多人被确诊为糖尿病时，还处于早期阶段。此时如果采取正确的干预措施，是有可能维持或延缓病情发展的。

糖尿病患者常见的心理障碍

糖尿病患者常见的心理障碍有情感异常和性格异常两类：

第一类：情感异常。

忧思过度：有些患者不是积极想办法治疗，而是思虑重重、瞻前顾后，整日考虑治不好怎么办？出现并发症后怎么办？把自己陷入苦恼、烦闷和抑郁之中，这对治疗疾病很不利。

心烦不安：有些患者对糖尿病缺乏正确的认识，认为几副中药就能药到病除；一旦病情没有得到很好的控制或出现并发症，就烦躁不安、夜不能寐，这更不利于疾病的治疗。

紧张恐惧：有些患者把糖尿病理解为不治之症，整天害怕要是患了心脏病怎么办？要是患了肾脏病怎么办？越想越害怕，越想越感到恐怖，这样也会加重病情。

急躁易怒：有些人患了糖尿病后，易对周围的事物和环境感到烦躁，遇人遇事易动肝火，总认为别人对自己照顾不周，这是一种病态心理，也不利于疾病的治疗。

悲伤易泣：有些糖尿病患者，尤其是患各种并发症的患者，容易对前途丧失信心，对治疗感到无望，甚至产生轻生的念头。对这种患者一定要耐心劝导，只有排除了心理障碍，才能取得较好的疗效。

第二类：性格异常。

悲观型：心胸烦闷，心悸失眠，易惊多梦，食欲减退，双目呆滞无神，悲伤易哭，甚至不食不眠。

愤怒型：急躁易怒，失眠多梦，五心烦热，咽干口苦，胸闷胁痛，头晕脑涨，每次会因生气而使病情明显加重。

忧思型：忧愁思虑，愁容满面，胸闷气短，失眠多梦，纳食不香。

气郁型：情绪不宁，纳食不香，对治好疾病信心不足，不能积极配合医护人员的治疗，一般不易控制病情。

专家提示

对糖尿病患者采取心理疗法时，其具体做法是谈心、解释、说理、开导、讲解。医生应根据患者的心理活动特点和心理状态，消除患者的各种消极思想，帮助他们建立良好的心理状态，为治疗疾病做好准备工作。

解除糖尿病患者精神紧张的方法

许多糖尿病患者在得知自己患上糖尿病后，思想压力非常大，极易造成精神过分紧张，而这种紧张对糖尿病病情的控制有害无益。那么，糖尿病患者该怎样缓解精神紧张呢？

引起精神紧张的因素有很多，一般分内因和外因。内因多由患者自己引起，如有些患者认为自己患了不治之症，把糖尿病看得过于严重从而很紧张；有些人急于求成，导致病情没能及时控制好或病情反复，也会产生紧张情绪；有些人看到其他糖尿病患者出现视网膜病变而失明，或下肢血管病变而截肢时，就会联想到自己，也会忧心惘怅、倍加紧张；有些老年人则因为家庭负担过重而紧张等。外因方面主要是工作的压力、人际关系的复杂、不被别人理解等造成的紧张心理。

针对以上情况，要分析产生精神紧张的原因，对症治疗。因为不了解糖尿病而紧张的患者，可向他们讲授糖尿病的一般常识，通过讲解宣传而解除他们的精神紧张；因病情控制欠佳而紧张的患者，则告知他们精神紧张也是糖尿病血糖偏高的原因之一，并帮助他们分析病情反复的原因，对症治疗。

患者在紧张时可以这样做：

（1）多了解一些糖尿病的基本知识。

（2）把自己的紧张、烦恼向医生、亲人、朋友倾诉。

（3）积极参加糖尿病病友的集体活动。

（4）多和一些病程长、控制好、心态积极的病友交朋友。

（5）多看一些励志的书。

（6）多找一些自己幸运的理由：比如亲人的关怀，有这么多好药、好办法……

（7）给自己一些暗示：我的生命力强大，我一定能控制好自己的病。

患者家属可以这样做：

（1）安抚患者，稳定其情绪，要给患者鼓励和安慰，让其倾诉担忧、烦恼，帮助他们战胜疾病。

（2）帮助患者建立生活规律，开展有益的体育活动，缓和精神紧张，并逐步树立正确的人生观。

（3）带患者投入积极健康的活动中去，如听课、健身、旅游等。

（4）加强病情的观察，当有口渴、尿频、视力模糊、胃痛、恶心呕吐时，应及时找医生进行必要的检查和化验。

（5）协助医生和患者做好病情的监测，尤其要注意血糖、尿糖的变化，但也要注意尿中有无尿酮。要根据血糖的变化或医嘱，及时调整降糖药的剂量，如发现尿酮呈阳性，应及时通知医生。

专家提示

要想控制好糖尿病，患者首先要对糖尿病有一个清醒的认识，不要使自己陷入焦躁、紧张的情绪之中。

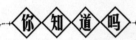

精神紧张为什么会使患者血糖升高

精神紧张时，体内肾上腺素分泌增多，会使血糖迅速增高。精神紧张、悲观忧愁等情绪波动，会干扰神经内分泌的功能，导致某些应激激素的分泌增多，如脑垂体分泌的生长激素、肾上腺分泌的肾上腺素、胰岛细胞分泌的胰高血糖素等，均是升血糖激素，可以使血糖升高。再者，处于紧张状态时，人体血清胰岛素含量会明显减少，也会使血糖升高。

糖尿病患者避免情绪刺激的两个措施

情绪刺激是诱发和加重糖尿病病情的重要因素之一，因此要尽量避免。糖尿病患者可采取下面这两个措施来避免情绪刺激：

（1）增强自我控制能力。

自控能力的强弱与病情控制的好坏密切相关，为了增强自我控制能力，首先要给自己一个强烈的心理暗示和信念：我是一个有能力控制好自己病情和情绪的人。现在如果控制力还不太好的话，相信通过一段时间的学习、锻炼，会变得越来越好！这时，也可以多看一些有关宗教、天文、地理、哲学的书，保持心胸开阔，就不容易为小事生气、发怒；也可以进行一些有意识的控制力锻炼，当情绪被刺激时，告诫自己几分钟不说话，并试着放松呼吸。

生活中难免有些事情让患者生气，或有些情景让患者情绪受到刺激。为了避免进一步影响病情，最好的办法是患者先离开现场和环境，换一个开阔、美丽的环境；或投入一个有趣的活动中，如打球、看轻松搞笑电影等，让不良情绪逐渐转移、冷却。

（2）建立良好的人际关系。

良好的人际关系会对患者的不良情绪起到非常好的缓解及释放作用。人际关系好，患者就容易有良好的心态及情绪，这些人际关系应包括亲属、朋友、医生。当遇到不良情绪刺激时，可主动向他们倾诉。

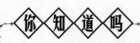

糖尿病患者不能将自己的病情看得太重，只要注意饮食、运动、药物三种疗法合理结合，就一定能够长寿。

你知道吗

好的情绪能改善糖尿病病情

良好、稳定的情绪有益于降低血糖水平和维持血糖的稳定。人在心情舒畅和情绪稳定时，肝脏的正常生理功能会得到更好的发挥，并能有效地贮存糖原，这有助于胰岛素的分泌和糖原的利用，从而使血糖下降或保持稳定，使病情得到改善。

第 8 章

中医调养，健康随行

中医治疗糖尿病的历史源远流长，留下了许多有益的药方及治疗方法。中医学将糖尿病称为消渴病，其治疗原则为宜滋补，慎用攻伐及寒凉药物；且根据病程长短，因人施治，实行个体化治疗，从而达到防治糖尿病及其并发症的目的。糖尿病患者不妨将中医和西医结合起来进行治疗，以有效地缓解病痛，让健康随行。

健康测试

你了解中医知识吗

中医对糖尿病的治疗作用越来越受到广大患者的认可，同时，中医疗法也越来越多地被运用在糖尿病及其并发症的治疗上。既然中医、中药对糖尿病有这么重大的治疗意义，那么，糖尿病患者就应多了解一些中医、中药方面的知识。

回答下面这几个问题，看看自己究竟了解多少中医知识。

（1）中药种类繁多，包括植物、动物、矿物化石以及化学加工品等，是吗？

（2）中药材是纯天然的吗？

（3）植物中药包括植物的茎枝、花、叶、根和根茎以及全草，是吗？

（4）动物中药包括动物的虫体、甲壳、角、骨、内脏等，但都必须通过修治、炮制以后才能使用，是吗？

（5）中药饮片是各种原药材经过除去杂质以及洗、漂、浸润、切成片状、打碎、炒、炙、蒸等修治加工工艺过程后的中药成品，是吗？

测试结果

如果你的答案全部为"是"，那么，恭喜你全对了，说明你非常了解中医知识；如果你只答对了 3 道，说明你还应再多了解一些中医知识；如果你答对了 3 道以下，说明你非常欠缺中医知识，为了自己的健康，你应该多接触、多了解一些中医知识，弥补这方面的不足。

可治疗糖尿病的中药材

中药主要取于天然药材资源，种类繁多，既有植物，又有动物，还有矿物。仅我国典籍记载的就有 3000 种以上，其中对治疗糖尿病最具疗效的中药材，列举以下几种：

（1）山药。健脾、补肺、固肾、益精。可治脾虚泄泻、久痢、虚劳咳嗽、消渴、遗精、带下、小便频数，补脾养胃、生津益肺、补肾涩精。适用于脾虚食少、肺虚喘咳、肾虚遗精、虚热消渴等糖尿病患者。

（2）葛根。可治疗伤寒、温热头痛、烦热消渴、高血压病、心绞痛等症。

（3）花粉。据《中华本草》记载：花粉功效众多，含有丰富的遗传物质。食用花粉可以快速消除疲劳，消除四肢酸痛，恢复体力，营养肌肤，美容养颜，对糖尿病、心脑血管疾病、肿瘤、前列腺炎有辅助治疗的功效。

（4）茯苓。可渗湿利水、益脾和胃、宁心安神。据《别录》记载，其可止消渴、好睡、大腹、淋漓、膈中痰水、水肿淋结、开胸腑、调脏气、伐胃邪、长阴、益气力、保神守中。可见，我国古代的医生早已发现茯苓可治疗糖尿病。

（5）冬虫夏草。据《药性考》记载，冬虫夏草可秘精益气，专补命门；而《本草纲目拾遗》中也记载，其可治诸虚有损，宜老人。可见虫草是滋补血气的极品，可使血气快速上升，非常适宜于糖尿病患者。

当然，对糖尿病治疗起作用的中药材还有很多，在此就不一一列举了。

专家提示

每一味中药都有自己独特的性能。在喝中药之前一定要询问医生，在医生的指导下喝药，不能擅自服用。

可治疗糖尿病的常用中成药

所谓中成药是按一定中药处方制成的一定剂型的、可以上市出售的药品，如蜜丸、水丸、片剂、冲剂、粉剂、膏剂等。中成药使用简便，疗效可靠，副作用小，便于糖尿病患者根据自己的症状，对症选购使用，非常简便。

下面就介绍几种在糖尿病治疗中经常使用的中成药。

（1）玉泉丸。此丸原是清代名医治疗糖尿病的药方，后来在此基础加味形成了现在市售的品种。原方有麦冬、人参、茯苓、黄芪、乌梅、甘草、天花粉、干葛等药材，现又加了生地、五味子等药材。玉泉丸的功效为益气生津、清烦除热、滋肾养阴，对2型糖尿病的轻、中度患者有较好疗效。

一般服法为每日4次，每次5克。

（2）六味地黄丸系列。六味地黄丸具有滋肾补阴的功效，可治疗糖尿病并发肝肾阴虚症。地黄丸系列的一些品种都可以用于糖尿病的治疗，但必须注意辨证用药的原则。如金匮肾气丸可用于肾阳虚型的患者，糖尿病并发有周围神经病变者也可服用此成药。明目地黄丸的功能为滋补肝肾、平肝明目，可治疗糖尿病视网膜病变及白内障。其他如杞菊地黄丸、麦味地黄丸都可应用于相应证型的糖尿病患者。

一般服法是每日 2 次，每次小蜜丸 6 克。

（3）石斛夜光丸。主要成分为天门冬、人参、茯苓、麦冬、熟地、生地、菟丝子、菊花、草决明、杏仁、山药、枸杞、牛膝、五味子、蒺藜、石斛、苁蓉、川芎、炙甘草、枳壳、青葙子、防风、羚羊角、黄连等。石斛夜光丸具有滋补肝肾、养肝、平肝、明目的功效，对糖尿病视网膜病变和早期糖尿病性白内障有一定疗效。

一般用法为每日 2 次，每次 4～6 克。

（4）消渴丸。一般情况下，中药的服药剂量不是十分严格，多服少服一些关系不大；但服用消渴丸一定要严格掌握剂量。因为消渴丸不是单纯的中药制剂，它不但含有黄芪、生地、花粉等中药原料，每粒消渴丸中还含有 0.25 毫克的格列本脲。格列本脲是作用较强的口服降糖药，一旦服用过量，必然会使患者出现低血糖反应。故用消渴丸进行治疗的患者，一定要根据自己的血糖水平来确定剂量，不能错误地认为是中成药就随意地增加剂量。此外在服用消渴丸时，还严禁同时服用格列本脲，否则极易导致低血糖的发生。

（5）金芪降糖片。主要成分有金银花、黄芪、黄连等。

具有清热益气的功能，主治气虚燥热消渴症，适用于口渴喜饮、易饥多食、气短乏力的患者。

一般服法为每日 3 次，每次 7～10 片。

（6）糖脉康颗粒。此中成药具有益气养阴、活血化瘀的功能，对 2 型糖尿病患者非常有效，对防治糖尿病并发症也有一定作用。

服法为每日 2 次，每次 6 克。

（7）参芪降糖片。主要成分有人参皂苷、五味子、山药、生地、麦冬等。具有益气养阴、健脾补肾的功效。

一般服法是每日 3 次，每次 8 片，实热证患者禁用。

专家提示

如果中成药的外形失去固定形状，如原为粉末状或颗粒状，现黏成一团或潮解成糊状，或胶囊变得凹凸不平，手感潮湿黏手等，说明中成药已经变质了，千万不能再用。

可治疗糖尿病的中药单方

下面介绍几种民间流传的适合中老年 2 型糖尿病患者的中药单方：

（1）马齿苋饮。

材料：干马齿苋 100 克。

制作方法：用水煎，每天 1 剂，早晚分服。

功效：本方对于未曾服用过治疗糖尿病的西药与刚发病

不久的 2 型糖尿病患者的病情有一定疗效。

（2）僵蚕散。

材料：僵蚕适量。

制作方法：将僵蚕研成细末，每次服用僵蚕末 2 克，每天服 3 次，饭前用白开水送服。2 个月为 1 个疗程，也可在间隔 15 天后，进行第 2 个疗程的治疗。

功效：僵蚕具有祛风定惊、化痰散结的功能，糖尿病合并皮肤病患者可多饮用。

（3）棕榈子饮。

材料：经霜棕榈子（以陈者为佳）30～60 克。

制作方法：用适量水煎，代茶饮，1 个月为 1 个疗程。需要指出的是：在服药期间，患者应禁食鱼腥类、肉类及甜腻类食物，并应节制性生活。

功效：可治疗糖尿病。

（4）地骨皮饮。

材料：地骨皮 50 克。

制作方法：将地骨皮放入 1000 毫升水中，用慢火煎至剩 500 毫升水时即可服用。每日服用，代茶饮，同时可服用维生素类药物。

功效：可治疗糖尿病。

（5）鲜柠檬茶。

材料：鲜柠檬 30～50 克。

制作方法：将鲜柠檬绞汁或泡水，分 3 次服用，10～15 天为 1 个疗程，也可在间隔 10～15 天后，进行第 2 个疗程的治疗。

功效：可治疗糖尿病。

（6）潺槁木饮。

材料：潺槁木（樟科植物，又名椿龟根）125克。

制作方法：将潺槁木放入适量水中煎服，每日代茶饮。

功效：可治疗糖尿病。

（7）荔枝核剂。

材料：荔枝核适量。

制作方法：将适量荔枝核烘干后研成细末。每次服用10克，每日服3次，3个月为1个疗程。

功效：可治疗糖尿病。

（8）仙鹤草饮。

材料：仙鹤草30～60克。

制作方法：将仙鹤草用水煎，早晚分服，半个月为1个疗程。

功效：可治疗糖尿病。

（9）麦冬全草汤。

材料：鲜麦冬全草50克。

制作方法：鲜麦冬全草洗净、切碎、煎汤，代茶饮，3个月为1个疗程。

功效：可治疗糖尿病。

（10）花生根茎饮。

材料：新鲜（或晒干）的花生地下根茎50～100克（或干品25～50克）。

制作方法：将花生地下根茎洗净，用水煎，每日 1 剂，连续服用。

功效：可治疗糖尿病。

（11）蚕茧壳治饮。

材料：已经出蛾的桑蚕茧壳 7～10 个（小儿减半）。

制作方法：将桑蚕茧壳用水煎，早晚分服，半个月为 1 个疗程。

功效：可治疗糖尿病。

（12）胡桃饮。

材料：胡桃 12 枚。

制作方法：将胡桃敲破，将其硬壳、分心木（即胡桃果隔）及胡桃肉一起放入 750 毫升水中，用小火煎 60 分钟，使药汤约剩 300 毫升。去除其中硬壳及分心木，将药汤及果肉分为 3 等份，于饭前半小时服 1 份，每日服 3 次。

功效：本方可补肾益脾、清热生津、固精。

（13）鲜竹节草饮。

材料：鲜竹节草 200 克。

制作方法：鲜竹节草洗净，加 2000 毫升水，煎服，每日 1 剂，分 3 次服用，半个月为 1 个疗程。

功效：可治疗糖尿病。

（14）山药剂。

材料：山药 600 克。

制作方法：将山药晒干，研成细末，每日用水吞服 10 克药末，每日服 3 次，20 天为 1 个疗程。

功效：可治疗糖尿病。

（15）南瓜剂。

材料：鲜南瓜 500 克。

制作方法：将鲜南瓜洗净，煮熟，早晚各服 1 次，每日 1 剂，1 个月为 1 个疗程。

功效：可治疗糖尿病。

（16）苦瓜饮。

材料：苦瓜 250 克。

制作方法：将苦瓜洗净，煮熟，早晚各服 1 次，每日 1 剂，1 个月为 1 个疗程。

功效：可治疗糖尿病。

上述单方均应根据不同患者来进行选择，患者最好在医生指导下使用。

专家提示

糖尿病患者在服用上述方剂的过程中，应随时监测血糖；必要时可调整药方，以免延误病情。

可治疗糖尿病的中药验方

下面收集了一些可供中老年糖尿病患者使用的中药验方，患者可根据自己的病情进行选择，并请医生开处方服用。

验方一

材料：生石膏 30 克，黄芩 10 克，地骨皮、生知母各 15

克，天门冬、麦门冬、天花粉、粳米各 20 克，生甘草 8 克。

制作方法：将上述材料一起用水煎服，每日 1 剂。

功效：对治疗糖尿病燥热伤肺证有一定的疗效。

验方二

材料：生地、山药各 20 克，五味子、麦门冬、葛根各 10 克，蛤粉、海浮石各 12 克，花粉 15 克，鸡内金 5 克。

制作方法：将上述材料洗净，一起用水煎服。

功效：可治疗糖尿病肾阴虚阳亢证。

验方三

材料：赤小豆 30 克，怀山药 40 克，猪胰 1 具。

制作方法：用水煎服，每日 1 剂。

功效：对糖尿病有一定的治疗作用。

验方四

材料：西瓜子 50 克，粳米 30 克。

制作方法：先将西瓜子和水捣烂，水煎，去渣取汁，后放入米煮粥即可。

功效：对治疗糖尿病肺热津伤证有一定的疗效。

验方五

材料：西瓜皮、冬瓜皮各 15 克，天花粉 12 克。

制作方法：用水煎服，每日 2 次，每次半杯。

功效：对糖尿病口渴、尿浊症有一定的疗效。

验方六

材料：生白茅根 60～90 克。

制作方法：用水煎服，代茶饮，每日 1 剂，连服 10 日。

功效：对治疗糖尿病有一定帮助。

验方七

材料：山药、天花粉等量。

制作方法：用水煎服，每日 30 克。

功效：对治疗糖尿病有一定帮助。

验方八

材料：桑螵蛸 60 克。

制作方法：将桑螵蛸研成粉末，用开水冲服，每次 6 克，每日 3 次。

功效：如果糖尿病患者有尿多、口渴的症状，可多饮用。

验方九

材料：葛粉、天花粉各 30 克，猪胰 1 具。

制作方法：先将猪胰洗净，切片，煎水，然后用葛粉、天花粉调匀。每日吞服 1 剂，分 3 次服用。

功效：如果糖尿病患者有多饮、多食的症状，可多服用。

验方十

材料：知母、麦冬、党参各 10 克，生石膏 30 克（先煎），元参 12 克，生地 18 克。

制作方法：将各种材料洗净，一起放入水中煎服。

功效：对糖尿病势伤胃津证有一定的疗效。

验方十一

材料：生地、枸杞子各 12 克，天冬、金樱子、桑螵蛸、沙苑子各 10 克，山萸肉、芡实各 15 克，山药 30 克。

制作方法：将上述材料一起用水煎服。

功效：可治疗糖尿病肾阴亏虚证。

验方十二

材料：红薯叶 30 克。

制作方法：红薯叶洗净，用水煎服。

功效：对治疗糖尿病有一定的疗效。

验方十三

材料：木香 10 克，当归、川芎各 15 克，葛根、丹参、黄芪、益母草、山药各 30 克，赤芍、苍术各 12 克。

制作方法：将上述材料洗净，晾干，一起用水煎服。

功效：可治疗糖尿病血瘀证。

验方十四

材料：生黄芪、黄精、太子参、生地各 9 克，天花粉 6 克。

制作方法：将上述材料一起研成末，每日 3 次，每次 14 克，用水冲服。

功效：可治疗糖尿病气阴两虚证。

验方十五

材料：黄精、丹参、生地、元参、麦冬、葛根、天花粉、黄实各适量。

制作方法：将上述材料用水煎服，每日 1 剂。

功效：对糖尿病肾病、肝肾气阴两虚夹瘀证有一定的疗效。

验方十六

材料：蚕茧 50 克。

制作方法：去掉蚕蛹，用水煎服，代茶饮，每日 1 剂。

功效：糖尿病患者有口渴、多饮，尿糖持续不降等症时，可多饮此剂。

验方十七

材料：猪胰 1 具。

制作方法：将猪胰洗净，低温干燥为末，炼蜜为丸。每次用开水送服 15 克，经常服用。

功效：对治疗糖尿病有一定的效果。

验方十八

材料：天冬、麦冬、熟地、赤芍各 15 克，黄芩、大黄（后下）各 10 克，黄连 6 克，丹皮 12 克，元参 30 克，玉米须 60 克。

制作方法：将上述材料用水煎服。

功效：对治疗糖尿病胃热炽盛证非常有效。

验方十九

材料：山药 25 克，黄连 10 克。

制作方法：将山药、黄连洗净，一起用水煎服。

功效：糖尿病患者出现口渴、尿多、善饥的症状后可多饮用。

验方二十

材料：老宋茶 10 克。

制作方法：开水冲泡，代茶饮。

功效：可治疗糖尿病。

验方二十一

材料：熟地、黄芪各 15 克，山萸肉、补骨脂、五味子各 10 克，元参、山药、丹参各 12 克，苍术 6 克，肉桂 3 克。

制作方法：将上述材料一起用水煎服。

功效：可治疗糖尿病阴阳两虚证。

验方二十二

材料：白术 40～100 克，枳壳 15～20 克，清半夏、三棱、莪术、葛根各 20～30 克，沉香 15 克，炙车钱 2～3 克。

制作方法：将上述材料一起用水煎服。兼气虚者加党参、生黄芪；肝郁者加郁金、茵陈；早衰者加女贞子、杞子、山萸肉。

功效：对糖尿病的治疗有一定的效果。

验方二十三

材料：新鲜猪胰 1 具，薏苡仁 50 克或黄芪 100 克。

制作方法：猪胰用清水冲洗干净，切数片后，再与薏苡仁一块放入碗内，加水淹没。用铁锅隔水炖熟，加入适量食盐调和后即可服用。

功效：可治疗糖尿病。

验方二十四

材料：鲜芹菜、青萝卜各 500 克，冬瓜 1000 克，绿豆 120 克，梨 2 个。

制作方法：先将芹菜和冬瓜略加水煮，用白纱布包住取汁，同绿豆、梨、青萝卜共煮熟服用。

功效：对糖尿病有一定的治疗作用。

验方二十五

材料：蛇床子、莲子须、山茱萸、白鲜皮各 10 克，益智仁、桑葚、炙黄芪、山药、银花藤各 30 克，白茯苓 15 克，五倍子、鸡内金（研末冲服）各 6 克，三七粉 3 克（冲服）。

制作方法：鸡内金研末；其他材料（三七粉除外）洗净，一起用水煎，然后用煎汁冲服鸡内金末和三七粉。

功效：对糖尿病肾阴亏虚证的治疗有一定的效果。

验方二十六

材料：党参 15 克，丹参 30 克，元参、沙参各 10 克，玉竹 12 克，乌梅 30 个。

制作方法：将上述材料一起用水煎服。渴甚者加天花粉，大便稀溏者加山楂。

功效：可治疗糖尿病。

验方二十七

材料：苍术、元参、生黄芪各 30 克，山药、熟地、生地、党参、麦冬、五味子、五倍子、生龙骨、茯苓各 10 克。

制作方法：将上述材料用水煎服。

功效：可治疗糖尿病气阴两伤挟血瘀证。

验方二十八

材料：泥鳅 10 条，干荷叶 3 张。

制作方法：将泥鳅阴干研末，与荷叶末混匀。每日 3 次，每次用水送服 10 克。

功效：可治疗糖尿病。

验方二十九

材料：苦瓜 250 克，蚌肉 100 克。

制作方法：将活蚌用清水养 2 天，去净泥味后取出其肉，与苦瓜共煮汤，经油、盐调味，熟后吃苦瓜与蚌肉。

功效：可治疗糖尿病。

专家提示

糖尿病患者不管吃什么药，都应该与饮食、运动结合在一起，这样才能达到控制血糖的目的。

降糖中成药的联用知识

许多糖尿病患者特别是一些中老年患者都喜欢在口服降糖药的同时，再加用一些降糖中成药。他们认为降糖中成药副作用小，具有调理作用，可以加强降糖效果。的确，有不少糖尿病患者的口渴、多尿、多食、易饥、体倦乏力等症状会因此明显改善，但也有一些糖尿病患者在加用降糖中成药后，却出现了低血糖等不良反应，这说明中成药与口服降糖药的联用不够科学。

那么，降糖中成药应该与什么药联用呢？

一般说来，作用机制相同的口服降糖药和降糖中成药不宜联合使用。例如，磺脲类降糖药 D860 和含有磺脲类降糖药的消渴丸就不宜同时服用。但是，作用机制不同的降糖药和降糖中成药则可以联合使用，这种联用不仅可以增加疗效，还具有降低副作用的功效。例如，一个偏胖的中年糖尿病患者，在服用了双胍类降糖药二甲双胍后，血糖控制不理想，此时就可以联合使用降糖中成药消渴丸；因为消渴丸中含有的格列本脲，与二甲双胍的降糖作用机制完全不同，联合应用可更好地控制血糖。

由于一些降糖中成药成分复杂，患者在应用之前，理应弄清降糖中成药的药物组成。然而，目前市面上许多降糖中成药并没有写明所含降糖西药的成分，因此，服西药降糖的糖尿病患者如果想联用降糖中成药，最好在医生指导下，根据不同情况，包括血糖水平、有无糖尿病并发症等，合理选择降糖中成药的种类和剂量。

专家提示

中老年糖尿病患者切忌自己随意联用口服降糖西药和降糖中成药，以免降糖药过量，出现低血糖症状以及其他不良反应。

糖尿病的针灸疗法

我国的中医典籍中早就有针灸治疗糖尿病的记录，如《针灸甲乙经》中就载有"消渴身热，面目黄，意舍主之；消渴嗜饮，承浆主之；消渴，腕骨主之……"在随后出现的《医学纲目》《针灸大成》《神应经》《普济方》等医籍中，也有关于针灸治疗糖尿病的穴方记载。

（1）针灸对糖尿病的益处。

针灸可升高胰岛素水平，增强胰岛素 β 细胞受体功能，加强胰岛素对糖原的合成代谢及氧化酵解和组织利用的功能，从而起到降低血糖的作用。

针灸后糖尿病患者 T3、T4 含量下降，这说明血液中甲状腺素含量降低，从而减少了对糖代谢的影响，有利于降低血糖。

针灸可使糖尿病患者全血比黏度、血浆比黏度等血液流变异常指标下降，这可改善微循环障碍，防止血栓形成，减少糖尿病慢性并发症。

针灸能够调整中枢神经系统，从而影响胰岛素、甲状腺素、肾上腺素等的分泌，有利于糖代谢紊乱的纠正。

（2）针灸方法。

针灸治疗糖尿病常用的选穴方法有以下几种：

主穴为脾俞、膈俞、胰俞、足三里、三阴交；配穴为肺俞、胃俞、肝俞、中脘、关元、神门、然谷、阴陵泉等。针灸方法以缓慢捻转，中度刺激平补平泻法，每日或隔日 1 次，每次留针 15～20 分钟，10 次为一疗程，每个疗程间应相隔 3～5 日。

主穴为脾俞、膈俞、足三里。配穴：多饮烦渴加肺俞、意舍、承浆；多食易饥、便秘加胃俞、丰隆；多尿、腰疼、耳鸣加肾俞、关元、复溜；神倦乏力、少气懒言、腹泻加胃俞、三阴交、阴陵泉等。针灸方法以针刺得气为指标。当患者对针灸有较强反应时，则留针 15 分钟，出针前应重复运针一次再指压。

上消：少府、心俞、太渊、肺俞、胰俞；中消：内庭、三阴交、脾俞、胰俞、胃俞；下消：太溪、太冲、肝俞、肾俞、胰俞。胰俞为治疗上、中、下三消经验穴。针灸方法为补泻兼施，留针 20～30 分钟，隔日 1 次，10 次为一疗程。

阳经选穴：膈俞、脾俞、足三里；阴经选穴：尺泽、地机、三阴交、中脘、气海。针灸方法：两经穴位配合使用，补泻兼施，留针 20～30 分钟，隔日 1 次，10 次为一疗程。

灸法选穴：灸法治疗糖尿病常用穴位有承浆、意舍、关冲、然谷（《普济方》）；水沟、承浆、金津、玉液、曲池、劳宫、太冲、行间、商丘、然谷、隐白（《神应经》）；承浆、太溪、支正、阳池、照海、肾俞、小肠俞、手足小指尖（《神灸经论》）。

（3）针灸时应注意的问题。

如果糖尿病患者出现下列情况之一，不宜进行针灸：

糖尿病急性代谢紊乱时，如糖尿病酮症酸中毒或糖尿病高渗性昏迷时不宜进行针灸。

糖尿病合并有皮肤感染、溃疡者不宜进行针灸。

饥饿、疲劳、精神紧张时不宜马上进行针灸。

糖尿病孕妇不宜进行针灸。

晕针者不宜进行针灸。

专家提示

唐代孙思邈指出："凡消渴病经百日以上者，不得灸刺，灸刺则于疮上漏脓水不歇，遂成痈疽。"这也是在告诫后人，针灸治疗糖尿病时应严格掌握适应证及禁忌证。

糖尿病的拔罐疗法

拔罐是我国中医的传统疗法之一，既经济又实用，深受人们喜爱。拔罐疗法是以罐为工具，利用燃烧、蒸汽、抽气等造成负压，使罐吸附于施术部（穴）位，产生温热刺激，使局部发生充血或瘀血现象，从而达到治疗目的的一种自然疗法。拔罐疗法可治疗多种疾病，其中也包括糖尿病。

（1）拔罐对糖尿病的治疗作用。

拔罐疗法是通过吸拔病变部位或特定经络、穴位，将充斥于体表的病灶、经络、穴位乃至深层组织器官内的风寒、痰湿、瘀血、热毒、脓血等，经皮毛吸引出来。由于皮肤有直接呼吸和排泄作用，通过在皮肤上的吸拔，能将体内瘀血、浊毒排出体外，使邪出正复，经络气血得以舒畅。这种良性刺激可引起局部和全身反应，从而提高机体功能，充分发挥经气作用，扶持正气，调节阴阳平衡，加强祛除病邪之力，疏通经络，宣通气血，活血散瘀，消肿止痛，除湿逐寒，协调脏腑，促进病体康复。

现代医学研究认为，拔罐疗法具有机械刺激和温热效应等作用。治疗时，罐内形成负压，使局部毛细血管充血、扩张，甚至破裂。由于红细胞破裂，出现自体溶血现象，使表皮紫黑，随即产生一种类组胺物质，随体液周流全身，刺激各个器官，增强各个器官功能活力，提高机体的抵抗力。同时，机械刺激可通过皮肤感受器和血管感受器的反射途径，传到中枢神经系统，调节中枢神经系统的兴奋与抑制过程，使之趋于平衡，加强对身体各部分的调节和控制力，使患者皮肤相应的组织代谢旺盛，白细胞吞噬作用增强，促进机体恢复功能，使疾病逐渐痊愈。

（2）拔罐治疗糖尿病的方法。

方法一

取穴：①膀胱经：三焦俞、肾俞；②任脉：石门；③经外奇穴：华佗夹脊；④脾经：三阴交。

可采用留罐法：以上穴位于拔罐后各留罐 10～20 分钟；也可采用排罐法：于腰椎两旁行密排罐法并留罐；也可以用针罐法：先用毫针针灸上穴得气后再行留罐。

方法二

选穴：肺俞、脾俞、三焦俞、肾俞、足三里、三阴交、太溪穴。

取上穴，采用单纯火罐法吸拔穴位，留 10 分钟，每日 1 次；或采用背部前穴走罐，先在肺俞至肾俞段涂抹润滑剂，然后走罐至皮肤潮红或皮肤出现瘀点为止，隔日 1 次。

专家提示

尽管中医在糖尿病治疗上有很丰富的治疗经验和方法，但是中医药只是治疗疾病的一种方法，也有自身的局限性。因此糖尿病患者不要过于盲目地迷信中医、中药，更不能在绝望的时候把中医药当成"最后的一根救命稻草"，心存不切实际的幻想。

糖尿病的药浴疗法

药浴也是我国中医独有的治疗方法，是一种选取一定功效的中草药，经过加工制成中药浴液，进行全身沐浴或局部浸浴的外治方法。药物熏洗可治疗糖尿病，尤其对糖尿病周围神经病变、糖尿病下肢血管病变的治疗效果最佳，其作用机制为药物通过皮肤的渗透直达病灶，改善局部血液循环及神经传导，缓解上下肢麻木、疼痛、发凉等症状。

由于治疗的目的不同，药浴可分为全身沐浴、头面浴、目浴、手足浴、坐浴和局部浸浴等，具体应用时要根据具体病症、体质强弱、辨病或辨证的情况，来选取适合自己的药浴方。

下面就介绍几种药浴方：

（1）玉肤散。

材料：绿豆250克，滑石、白芷、白附子各6克。

制作方法：将上药共研为细末，每日取 10 克左右，加热水 100 毫升，待温度适宜后洗浴局部，每 10 天为 1 个疗程，可以连续应用。

功效：此方可润肤荣肌、清热祛风。适用于糖尿病肌肤瘙痒、皮肤溢脂、皮肤粗糙皲裂等症。

（2）防风汤。

材料：防风、益母草、苦参各 90 克，白蒺藜 150 克，荆芥穗、蔓荆子、枳壳各 60 克。

制作方法：将上药捣碎过筛备用，每次取 90 克，加水 3000 毫升，煎煮 20 分钟后，去渣，待药液温度适宜时浸洗患处或淋浴全身。

功效：此方可清热止痒、凉血祛风。对慢性瘙痒性皮肤病有较好的治疗作用，因糖尿病引起的皮肤瘙痒、皮肤干燥者均可使用本方。

（3）沐浴方。

材料：谷精草、茵陈、石决明、桑枝、白菊花各 36 克，木瓜、桑叶、青皮各 45 克。

制作方法：将上述药打为粗渣，用纱布袋装起来，加水 3000 毫升，煮沸 10 分钟，待温度适宜时沐浴。

功效：此方可防治多种皮肤病，对由糖尿病引起的皮肤瘙痒、细菌性皮肤病等病症有明显的抑菌解毒作用。

（4）菊花祛风汤。

材料：桑叶、薄荷各 30 克，野菊花 15 克，栀子 10 克，独活、天麻各 6 克。

制作方法：将上述药加水 1000 毫升，煮沸 15 分钟，去渣取药液，待温度适宜时洗浴双下肢，一般每日 1 次，每次洗浴 20 分钟。

功效：此方对糖尿病合并下肢皮肤感染有一定的作用。

（5）紫草洗方。

材料：紫草 30 克，茜草、白芷、赤芍、苏木、红花、厚朴、丝瓜络各 15 克。

制作方法：将上述药加水 3000 毫升，煮沸 15～20 分钟，待温度适宜时，洗浴全身或洗浴肢体。

功效：此方可行气活血、化瘀通络。可治疗气滞血瘀引起的皮肤斑块、色素沉着，神经病变引起的肢体麻木，末梢血液循环不好引起的四肢不温等症。

另外，糖尿病患者在进行药浴时，一定要注意下面这几个问题：

（1）洗浴前最好先喝一杯水，这样不仅有利于新陈代谢，同时，还可避免在洗浴时脱水。

（2）洗浴时要注意保暖，避免受寒、吹风；洗浴完毕后应立即擦干皮肤，注意保暖、避风。

（3）饭前、饭后 30 分钟内不宜洗浴，也不宜空腹洗浴。

（4）洗浴过程中，如果发现有药物过敏现象，应立即停止洗浴。

专家提示

糖尿病患者进行药浴最重要的一点是，要控制好水温。

由于患者可能伴有肢端神经病变，会出现感觉障碍和感觉异常，因此进行药浴的前提是避免烫伤，水温不要过高，必要时可以用温度计测量温度。

2 型糖尿病的推拿按摩疗法

推拿是我国传统中医中最为古老的治疗手段之一，因其无需费用、简便易行，早已成为深受百姓喜爱的防病治病、保健强身手段之一。推拿这种古老的疗法对糖尿病也有一定的治疗意义。

（1）推拿按摩对糖尿病的治疗作用。

对中老年糖尿病患者来说，中医推拿手法主要适用于 2 型糖尿病患者，对促进糖代谢、增加胰岛素分泌、维持血糖正常，进而缓解或消除各种临床症状具有很好的帮助作用，是防止糖尿病进一步发展、阻止并发症发生的有力辅助措施之一。

推拿操作不受场地限制，人人可学，家人相互之间即可操作。用推拿手法防治糖尿病，主要从背部、四肢和腹部三方面入手。

（2）背部推拿方法。

主要经络与腧穴：背部推拿主要选择膀胱经在背部的第一条线（与脊柱平行，左右各旁开 1.5 寸的两条线）、阿是穴（即压痛敏感点）、胰俞、肺俞、脾俞、胃俞、肾俞、膀胱俞等部位。

主要手法：背部推拿主要选择擦法、指揉法、点按法、推按法、推法、散法等。若患者对各种手法掌握不好，可以请推拿科医生指导。普通的简单揉按也有一定效果。

具体操作方法：患者俯卧，完全放松。医者首先在患者背部膀胱经走行线上寻找压痛敏感点，如果能够找到，就以此为俞，进行滚法、指揉法、点按法操作。操作者需耐心反复寻找，治疗 3 遍。如无压痛敏感点，则主要施术于胰俞，并根据患者的不同证型，配合不同的腧穴。一般而言，上消者多取肺俞，中消者多取脾俞、胃俞，下消者多取肾俞、膀胱俞。滚法、指揉法、点按法可交替使用，滚法以经络温热为准，揉法以痛点柔软为度，按法以能耐受为宜，并延时30 秒左右。每穴 3 次。再以双手的拇指放在膀胱经上，自上而下行推按法，反复 3 遍。最后以背部掌揉法、直推法、分推法、散法等至背部肌肉完全放松结束。一般背部的推拿操作以 15 分钟左右为宜。

（3）四肢推拿方法。

主要经络与腧穴：上肢主选手太阴肺经及手阳明大肠经，腧穴以臑、肘、曲池、内关、外关、列缺、合谷等为主；下肢主选足太阴脾经及足阳明胃经，腧穴以血海、梁丘、足三里、丰隆、三阴交、风市、阳陵泉、悬钟等为主。

主要手法：四肢推拿可以选择拿法、揉法、推法、抖法等手法。

具体操作方法：首先以拿法施于患者上、下肢肌肉丰厚处，第一遍自近心端拿至远心端，第二、三遍则从远心端拿至近心端。要求手法沉稳着实、环环相扣、不疾不徐。再以点按法分别施于臂、肘等上述各穴，每穴 3 次，得气为度。最后以上下肢循经推法、抖法结束。四肢部分的操作以 15 分钟左右为宜。

（4）腹部推拿方法。

主要经络与腧穴：腹部推拿以足阳明胃经和任脉为主，腧穴可选天枢、神阙、关元等。

主要手法：腹部推拿手法选择拿揉法、摩法、颤法。

具体操作方法：医者先以拿揉法施术于患者的足阳明胃经腹段，以天枢为中心，上至梁门，下至归来，手法轻重以能忍受为度。如在腹部触及结块，则需重点在此处操作 10 分钟。再施以 5 分钟摩法，采用大小摩法同施，补泻相合，以泻为主，强调力透腹壁直达脊柱。最后掌颤神阙穴（或关元穴）10 分钟，要求振幅、频率、力度始终如一，热透腹背为佳。

以上手法可每日操作 1 次，可以每次餐后施术（餐后 1 小时）。只要持之以恒，对促进糖代谢、维持血糖稳定就会有明显的帮助作用。

专家提示

推拿按摩只是一种辅助手段，千万不能忽视饮食、药物、运动疗法。

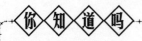

自我按摩降血糖

（1）摩揉腹部。双掌平伸并重叠，稍用力按压于腹部，以肚脐为中心，顺时针方向摩揉。每分钟 30 圈，以有热感为佳，每次操作 5～10 分钟。

（2）抱颤腹部。双手交叉相叠，自然放在肚脐上，以每分钟不低于 150 次的频率上下颤抖腹部，操作 5 分钟即可。

（3）横擦上腹部。手平伸，置于两侧乳房下缘，然后水平方向横向擦动，至皮肤微微发热。

（4）按揉梁门、中脘。中脘穴位于胸骨下末端与肚脐连线的中点。中脘穴左右旁开各两指处是左右梁门穴。用双手食、中指按揉两侧梁门穴 2 分钟，然后再用一手食、中指按揉中脘穴 2 分钟。

（5）毛巾横擦背。赤裸上身，用一条干毛巾从后背左右穿过腋下，双手于腋前攥住毛巾两头横擦后背，以将皮肤擦热发红为度。建议沐浴后进行此操作。

（6）练习"燕飞"。趴在硬板床上，两手交叉置于身后，然后抬头挺胸，最好同时抬起双腿，反复做 5～10 个，每日 2 次。

（7）叩击双臀及拿捏双大腿。双手握拳，轻轻敲击双臀，然后坐下拿捏双大腿的肌肉。先捏大腿后部肌肉，然后拿捏外侧肌肉，最后拿捏内侧肌肉。以酸胀热感为宜，共 4 分钟即可。